En forme en attendant bébé

Exercices et conseils

La Collection de l'Hôpital Sainte-Justine
pour les parents

En forme en attendant bébé

Exercices et conseils

Chantale Dumoulin

Éditions du
CHU Sainte-Justine
Pour l'amour des enfants

Données de catalogage avant publication (Canada)

Dumoulin, Chantale

En forme en attendant bébé : exercices et conseils

(Collection Parents)

Comprend des réf. bibliogr. et un index.

ISBN 2-921858-97-5

1. Gymnastique prénatale et postnatale. 2. Femmes enceintes - Santé et hygiène. 3. Exercices féminins. I. Hôpital Sainte-Justine. II. Titre. III. Collection.

RG558.7.D852001 618.2'4 C2001-940191-4

Illustrations et infographie : Céline Forget

Photos : Denis Hénault

Diffusion-Distribution au Québec : Prologue inc.
en France : CEDIF (diffusion) – Daudin (distribution)
en Belgique et au Luxembourg : SDL Caravelle
en Suisse : Servidis S.A.

Éditions du CHU Sainte-Justine
3175, chemin de la Côte-Sainte-Catherine
Montréal (Québec) H3T 1C5
Téléphone : (514) 345-4671
Télécopieur : (514) 345-4631
www.editions-chu-sainte-justine.org

ISBN 2-921858-97-5 (imprimé)
ISBN 978-2-89619-309-7 (pdf)

Dépôt légal : Bibliothèque nationale du Québec, 2001

La Collection de l'Hôpital Sainte-Justine pour les parents bénéficie du soutien du Comité de promotion de la santé et de la Fondation de l'Hôpital Sainte-Justine.

Membre de l'Association nationale des éditeurs de livres

ASSOCIATION NATIONALE DES ÉDITEURS DE LIVRES

À mes deux filles,
Pascale et Camille

Remerciements

J'aimerais remercier les Éditions de l'Hôpital Sainte-Justine, plus particulièrement Johanne Ménard, éditrice, et Luc Bégin, responsable des éditions, pour leur soutien et leur encouragement tout au long de l'élaboration du manuscrit. Mes remerciements s'adressent également à Céline Forget, infographiste et illustratrice, ainsi qu'à Denis Hénault, photographe.

Je remercie Ghislaine Lavoie, professeur adjoint de clinique à L'École de réadaptation de la Faculté de médecine de l'Université de Montréal, et Mariane Hamel, physiothérapeute, pour leur travail de révision hautement professionnel.

Finalement, merci à toutes les futures mamans avec qui j'ai beaucoup appris.

TABLE DES MATIÈRES

Préface

Ce livre s'adresse aux futures mères. Il est une source de conseils précieux et il contient nombre de renseignements pertinents, en particulier sur les modifications physiologiques de la grossesse. Il propose également aux femmes enceintes toute une série d'exercices faciles à accomplir ; cela ne peut qu'aider à diminuer les malaises propres à la grossesse et favoriser le bien-être de la femme enceinte.

En forme en attendant bébé est le deuxième ouvrage de Chantale Dumoulin. En effet, un premier programme d'activités physiques est déjà paru sous le titre *En forme après bébé.* Tout cela reflète l'engagement de l'auteur et son expertise dans ce domaine.

Robert J. Gauthier, M.D., FRCSC
Professeur agrégé de clinique
Département d'obstétrique-gynécologie
Université de Montréal

Introduction

La grossesse est une période où le corps de la femme vit de grands changements sur les plans physique (changement de posture, augmentation du poids) et physiologique (augmentation du volume sanguin, changements hormonaux). En devenant enceinte, vous prendrez plus conscience de votre corps et de ses capacités. Cette nouvelle conscience devrait vous stimuler à entreprendre un programme d'exercices pendant votre grossesse.

L'exercice physique vous donnera plus d'énergie et de force et vous aidera à vous sentir moins fatiguée. De plus, il vous aidera à réduire les maux de dos, les crampes aux mollets et les nausées, ces symptômes que beaucoup de femmes éprouvent pendant leur grossesse.

Non seulement les exercices vous permettront-ils de mieux vous sentir, mais ils vous prépareront aussi pour l'accouchement et faciliteront la période postnatale ainsi que le retour à votre forme physique d'avant la grossesse.

Ce livre explique, dans des termes simples, les changements physiques et physiologiques auxquels vous aurez à faire face tout au long de votre grossesse. Il décrit la plupart des symptômes et malaises qui peuvent se produire. Il contient également des renseignements pratiques et suggère des exercices qui vous permettront de garder votre forme en plus de soulager vos inconforts pendant la grossesse.

Pour pratiquer un programme d'exercices quotidien, veuillez consulter le tableau des exercices à la fin de l'ouvrage. Pour en savoir plus sur un malaise ou un inconfort en particulier, référez-vous à l'index.

Bonne grossesse !

CHAPITRE 1

LE SYSTÈME RESPIRATOIRE

1.1 La respiration

Dès les premiers mois de grossesse, vous remarquerez que votre respiration est plus rapide et que vous vous essoufflez plus vite. C'est que déjà, au début de la grossesse, votre volume sanguin augmente pour répondre aux nouvelles demandes en oxygène de l'utérus et du bébé. Le cœur bat plus vite pour augmenter le volume du sang et, conséquemment, la respiration devient plus rapide.

Il est très important de bien respirer pendant la grossesse, d'autant plus que vous le ferez pour deux. Or, pour bien respirer, il faut comprendre le mécanisme de la respiration normale, qui se divise en deux temps: l'inspiration et l'expiration.

L'inspiration se fait à l'aide du diaphragme (le muscle de l'inspiration) qui se contracte, c'est-à-dire qui descend vers le bas, laissant l'air entrer dans les poumons.

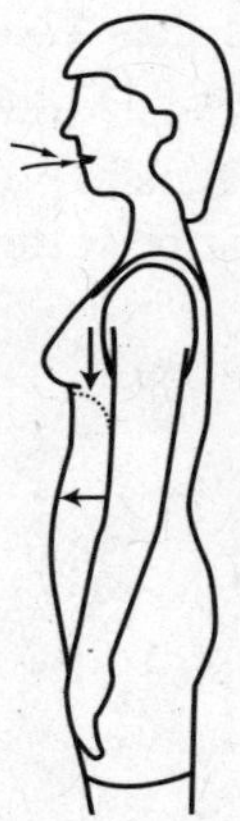

inspiration

Quant à l'expiration, elle se fait lorsque le diaphragme se relâche et que le contenu abdominal reprend sa place. À ce moment, l'air sort passivement.

Contrairement aux exercices de respiration traditionnels où l'on inspire activement dans un premier temps et où l'on expire passivement dans un deuxième temps, les exercices conseillés pour la grossesse débutent par une expiration active, c'est-à-dire à l'aide des muscles du ventre qui chassent ainsi l'air des poumons. Ces exercices permettent de bien entretenir les muscles de l'abdomen, les préparant ainsi pour l'accouchement.

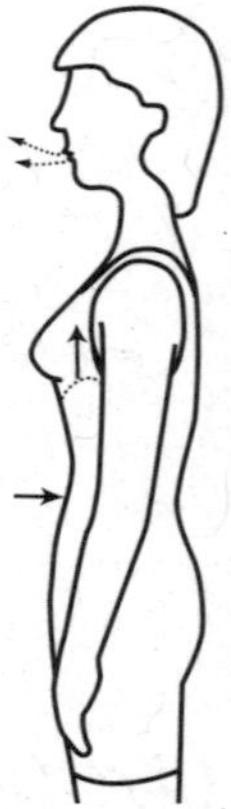
expiration

1.1.1 La respiration abdominale

Cet exercice est très important puisqu'il améliore l'oxygénation de votre corps et, par conséquent, celle du bébé. De plus, il est à la base de tous les exercices du programme prénatal. Pratiquez-le plusieurs fois par jour, surtout lorsque vous êtes essoufflée, fatiguée ou stressée. Vous verrez qu'il favorise la relaxation.

Dans la position de votre choix, couchée, assise, debout ou à quatre pattes, commencez par expirer. Pour ce faire, expirez

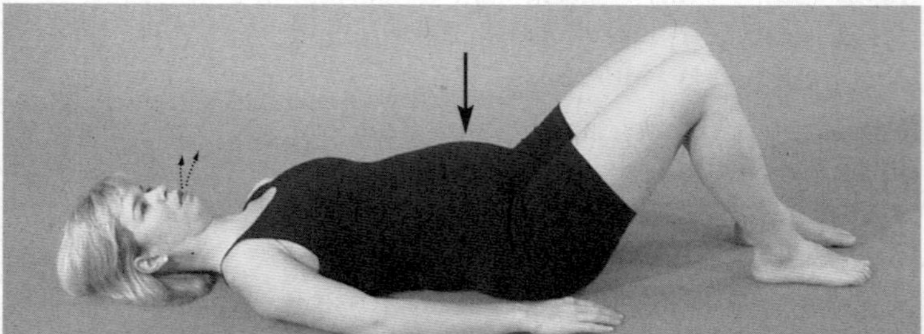

par la bouche en rentrant le nombril de façon à serrer doucement le ventre en ceinture pour chasser l'air lentement. Ne forcez pas l'expiration, vous n'avez pas à vider l'air rapidement et complètement. Expirez juste assez longtemps pour sentir le travail des muscles du ventre (resserrement du bas-ventre). Puis relâchez le ventre ; l'inspiration se fera toute seule, de façon réflexe. Répétez 10 fois. Faites l'exercice **2 ou 3 fois par jour, tous les jours**.

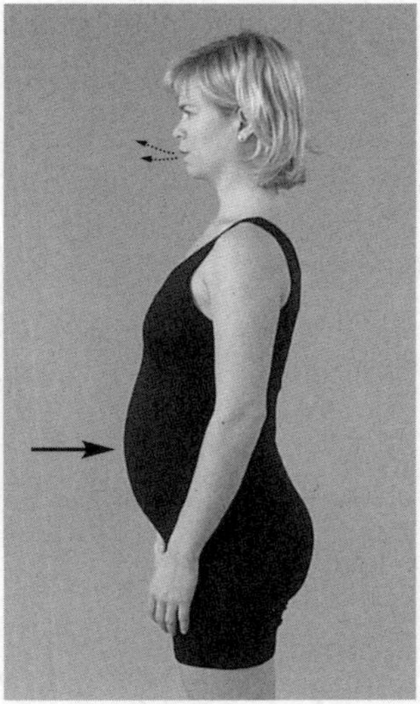

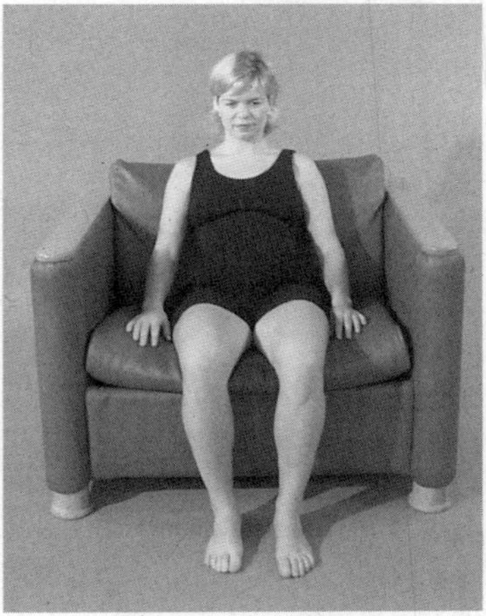

La position que vous adoptez pour effectuer vos respirations joue un grand rôle dans l'efficacité des exercices. Une position tassée ou repliée, par exemple si vous êtes assise dans un sofa très bas, ne vous permettra ni de serrer ni de relâcher correctement le ventre. Vous limiterez ainsi les mouvements de votre diaphragme et, par conséquent, l'efficacité de vos respirations. Vous vous sentirez mal à l'aise et à bout de souffle. Choisissez plutôt une position où la colonne est droite. Grandissez-vous et respirez !

En position assise, assurez-vous d'avoir le bas du dos bien appuyé; l'angle entre le tronc et la cuisse devrait être de 90°.

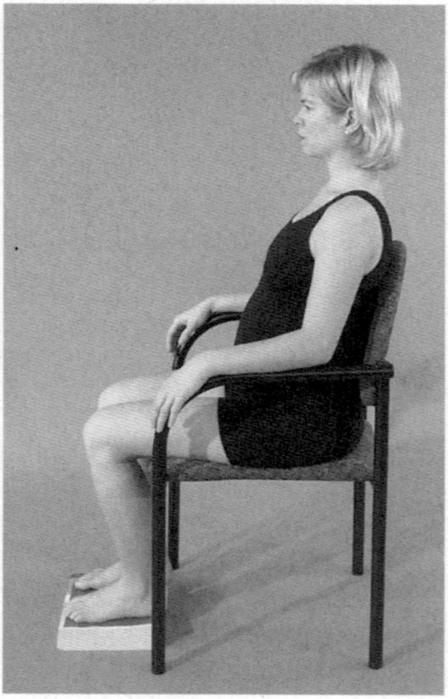

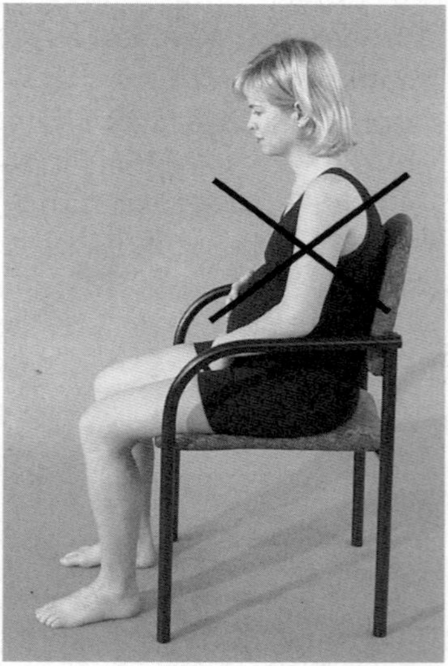

1.2 *Les inconforts reliés à la respiration pendant la grossesse*

▶ *Le souffle court*

Pendant la grossesse et plus particulièrement à partir du 6ᵉ mois, le fœtus qui grandit repousse votre diaphragme (muscle de l'inspiration) vers le haut, ce qui comprime la base de vos poumons. À la fin de la grossesse, le diaphragme s'est déplacé de 4 cm et plus vers le haut, ce qui rend difficiles les inspirations profondes. Plusieurs femmes enceintes ont la respiration courte et, au moindre effort (marche, escalier, etc.), elles sont rapidement essoufflées.

Pour réduire cette sensation de souffle court, pratiquez l'exercice 1.1.1 dans une position où votre colonne est bien droite. Pour aider l'inspiration, placez vos bras à la hauteur de vos épaules ou au-dessus de votre tête, de façon à ouvrir votre cage thoracique, ou pratiquez l'exercice suivant.

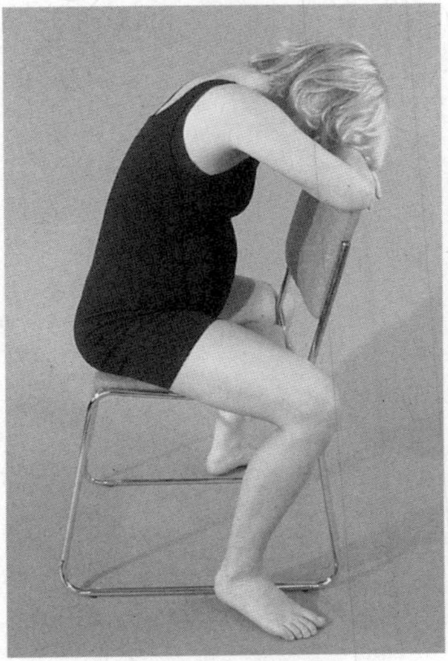

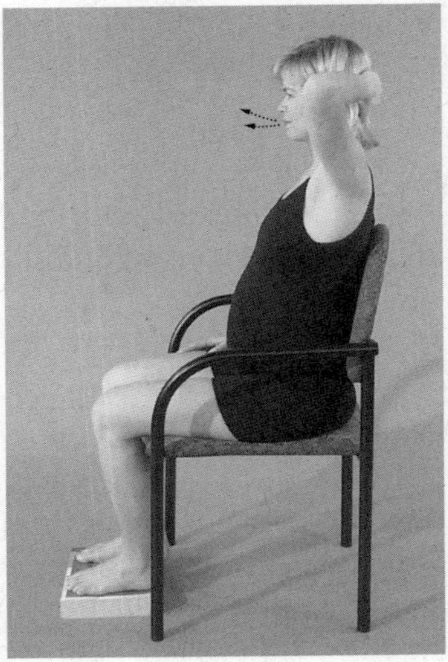

1.2.1 Ouverture de la cage thoracique en position couchée sur le dos

Prenez la position couchée sur le dos, genoux fléchis, pieds à plat (voir schéma p. 18). Placez vos bras au-dessus de votre tête, paumes des mains l'une dans l'autre, pouces en contact avec le sol. Faites l'exercice 1.1.1 en allongeant les bras. Maintenez la position d'étirement 30 secondes et répétez 3 fois. Faites l'exercice **1 ou 2 fois par jour, 5 jours** par semaine, si vous avez le souffle court. Attention de ne pas cambrer votre dos : gardez en tout temps le creux du dos collé au sol.

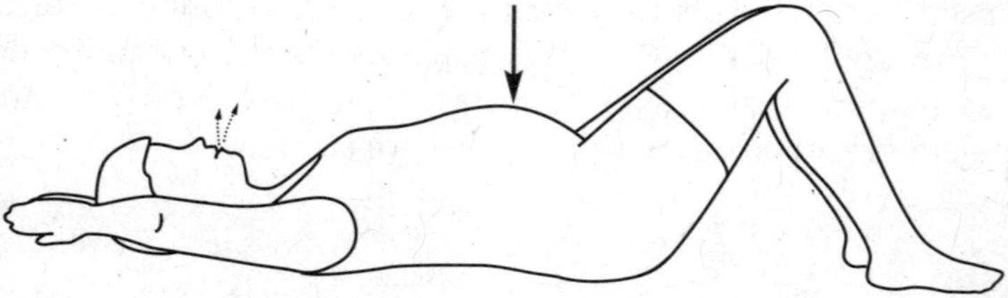

Lorsque vous marchez ou que vous montez un escalier, pensez à expirer activement (exercice 1.1.1); l'inspiration se fera toute seule et vous serez moins à bout de souffle à l'arrivée.

▶ *Douleurs costales*

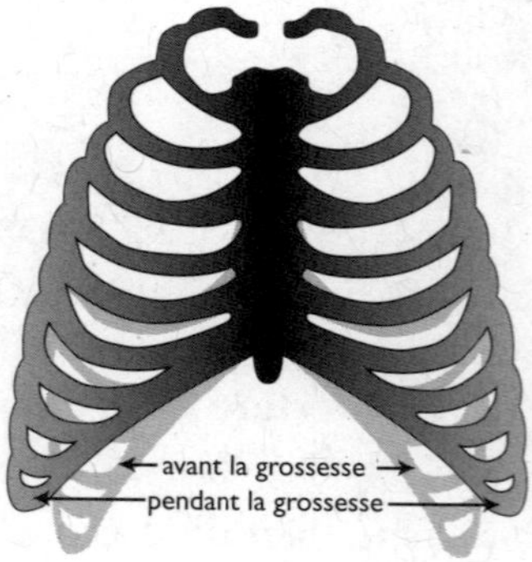

Au fur et à mesure que l'utérus prend de la place dans l'abdomen, la cage thoracique s'ouvre, étirant ainsi les tissus intercostaux. Cette augmentation rapide du diamètre de la cage thoracique, qui peut atteindre de 10 à 15 cm, entraîne parfois des douleurs intermittentes aux côtes, comme des brûlures et des engourdissements. Pour soulager ces douleurs, veillez à ce que votre soutien-gorge soit de grandeur adéquate (vous devrez peut-être porter une taille plus grande au cours de la grossesse). Puis, dégagez les côtes en adoptant une position où les deux bras sont au-dessus de la tête ou une autre position où vous fléchirez votre tronc du côté opposé à la douleur.

Pratiquez l'exercice 1.1.1 en position assise, tronc fléchi du côté opposé à la douleur et l'exercice 1.2.1 en position couchée sur le dos.

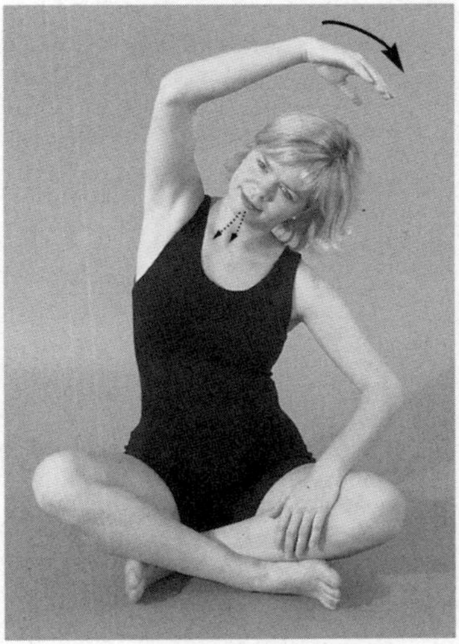

Enfin, l'application d'un sac de petits pois congelés recouvert d'une serviette humide, pendant une période de 20 minutes, peut également soulager les douleurs costales.

Chapitre 2

Le système circulatoire

2.1 La circulation

Comme nous l'avons vu précédemment, le volume du sang augmente de 40 p. 100 pendant la grossesse pour répondre à la demande grandissante du placenta. Cependant, l'augmentation du plasma sanguin est plus considérable que celle des cellules d'hémoglobine, ce qui entraîne une chute du niveau d'hémoglobine accompagnée d'une anémie de grossesse. Cette anémie de la femme enceinte est une cause fondamentale de la fatigue généralisée qui apparaît dès le début de la grossesse. **Cette fatigue est donc normale.**

Prenez le temps de vous reposer tout au long de votre grossesse et pratiquez une activité physique ainsi que les exercices de notre programme pour vous donner un peu plus d'énergie (voir chap. 9 – Activités physiques et grossesse).

Les changements hormonaux qui surviennent pendant la grossesse agissent sur la circulation sanguine. Ils rendent les veines paresseuses ; le retour du sang veineux est donc plus lent et moins efficace. De plus, aux 2e et 3e trimestres, lorsque le ventre grossit, que le dos se cambre et que le bébé est bas, les veines sont comprimées au niveau de l'aine, ce qui gêne le retour du sang veineux vers le cœur (voir 6.3 – Posture de grossesse, p. 66). Cela peut causer des problèmes circulatoires comme de l'enflure, des varices des jambes, des varices de la vulve et des hémorroïdes.

Voici quelques conseils et exercices qui vous aideront à prévenir ou à atténuer les problèmes circulatoires associés à la grossesse.

► *Les varices des jambes*

Les varices des jambes sont des veines dilatées où le sang stagne plutôt que de retourner vers le cœur. Elles sont plus prononcées et plus douloureuses en position debout et beaucoup moins apparentes en position couchée. Voici quelques conseils qui peuvent vous aider à prévenir les varices des jambes:

- évitez les positions suivantes:
  - debout sans bouger pendant de longues périodes;
  - assise, les jambes croisées;
- favorisez plutôt la position couchée avec les jambes élevées et les pieds plus hauts que le cœur pour permettre un meilleur retour du sang veineux;

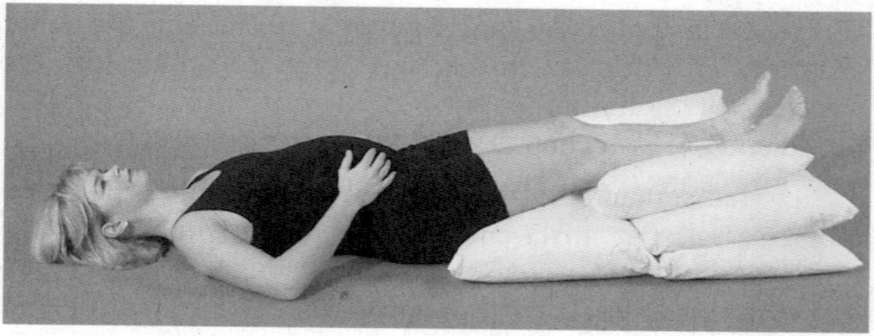

- pratiquez fréquemment les exercices circulatoires en position couchée ou en position debout (exercices 2.4.1, 2.4.2);

- si vous devez adopter la position debout pour une période prolongée ou si vous marchez, prenez une bonne posture (voir 6.3.1, p. 66) et pratiquez l'exercice 2.4.2;
- massez-vous ou, encore mieux, faites-vous masser les jambes et les bras. Pour réduire l'œdème et accélérer la circulation sanguine, le massage doit se faire à partir des

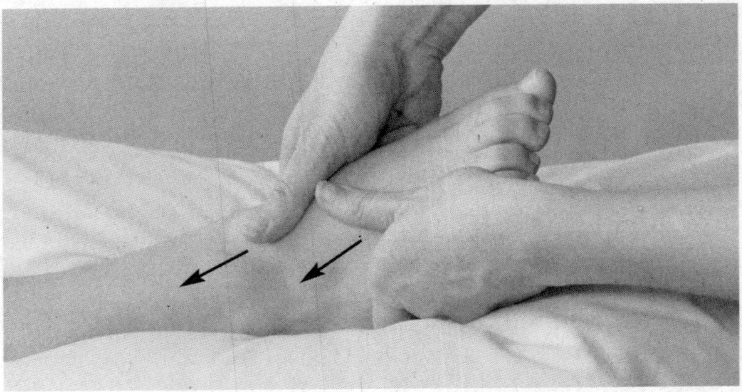

extrémités vers le cœur. En cas d'œdème au pied ou pour prévenir les varices, massez le pied, puis la cheville, le mollet et la cuisse en faisant de grands mouvements de l'extrémité vers le centre;
- portez dès le matin un bas-soutien de grossesse.

▶ *Les varices de la vulve*

Les varices de la vulve sont des veines dilatées au niveau de la vulve. Elles apparaissent au 2ᵉ et au 3ᵉ trimestres, lorsque le fœtus comprime les vaisseaux sanguins du petit bassin, rendant difficile la circulation veineuse vers le cœur. Peu fréquentes mais extrêmement douloureuses, elles ont l'avantage de disparaître après l'accouchement. Pour prévenir et traiter les varices de la vulve:

- évitez la position debout sans bouger pendant de longues périodes;
- favorisez plutôt la position couchée sur le dos, fesses plus hautes que le cœur;

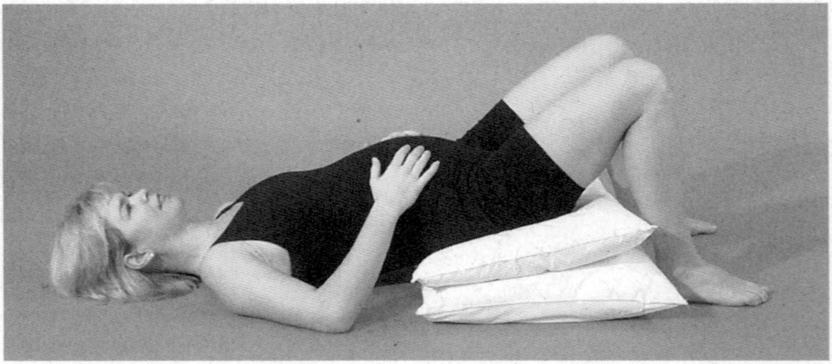

- faites fréquemment l'exercice circulatoire 2.4.3 (pour le périnée);
- portez dès le matin une serviette hygiénique épaisse pour soutenir le périnée;
- appliquez un sac de petits pois congelés recouvert d'une serviette humide pendant 20 minutes, **1 ou 2 fois par jour**, pour soulager la douleur et réduire l'enflure.

► *Les hémorroïdes*

Les hémorroïdes sont des veines dilatées au niveau de l'anus. Elles sont causées par la compression des veines dans le petit bassin et peuvent être aggravées par la constipation. Pour prévenir et soulager les hémorroïdes:

- évitez la constipation (voir p. 41);
- évitez de pousser lorsque vous allez à la selle (voir p. 43);
- faites fréquemment l'exercice circulatoire 2.4.3 (pour le périnée);

- appliquez un sac de petits pois congelés recouvert d'une serviette humide pendant 20 minutes, **1 ou 2 fois par jour**, pour soulager la douleur et réduire l'enflure.

▶ *Les crampes*

Les crampes sont fréquentes chez beaucoup de femmes pendant la grossesse. Elles se produisent généralement la nuit ou le matin lorsque vous vous étirez. La crampe aux mollets est la plus fréquente, mais vous pouvez en avoir également aux pieds ou aux cuisses. Pour **prévenir** les crampes au mollet:

- ne pointez pas le pied vers le bas lorsque vous êtes couchée et que vous vous étirez;
- pratiquez des étirements avant d'aller dormir (exercice 2.4.4);
- avant de vous coucher, allez marcher un peu ou prenez un bain chaud pour prévenir les crampes nocturnes.

Pour **soulager** une crampe dans un mollet, ramenez lentement les orteils vers vous en étendant le genou (exercice 2.4.4). Gardez cette position jusqu'à ce que la douleur disparaisse. **Ne faites jamais de massages vigoureux sur les mollets pendant une crampe. Vous causeriez ainsi une douleur persistante du genre ecchymose (bleu) qui durerait une journée ou deux.**

Si la crampe **persiste**, effectuez l'étirement du mollet en position debout (exercice 2.4.5).

▶ *L'enflure des jambes*

L'enflure des jambes, plus particulièrement des chevilles, est causée par la compression des veines et des vaisseaux lymphatiques au niveau de l'aine. Cela se produit, comme on l'a vu précédemment, au 2ᵉ et au 3ᵉ trimestres, lorsque le ventre grossit, que le dos se cambre et que le bébé est bas, ce qui gêne le retour de la circulation sanguine vers le cœur.

Attention ! Si l'enflure est généralisée, s'étendant aux jambes, aux bras et au visage, que vous avez pris beaucoup de poids en peu de temps et que vous avez des maux de tête, consultez votre médecin.

Par contre, si l'enflure est localisée, qu'elle a tendance à augmenter quand vous êtes debout ou en fin de journée, et à diminuer quand vous êtes reposée, suivez les conseils suivants qui vous aideront à prévenir ou à diminuer l'enflure des jambes :

- évitez les positions :
  - debout pendant de longues périodes sans bouger ;
  - assise, les jambes croisées ;
- favorisez plutôt la position couchée avec les jambes élevées et les pieds plus hauts que le cœur, pour permettre un meilleur retour du sang vers le cœur (voir photo p. 22) ;
- pratiquez fréquemment les exercices circulatoires en position couchée ou en position debout (exercices 2.4.1, 2.4.2) ;
- si vous devez adopter la position debout pour une période prolongée ou si vous marchez, pensez à prendre une bonne posture (voir 6.3.1, p. 66) et pratiquez l'exercice 2.4.2 ;
- massez-vous ou, encore mieux, faites-vous masser les jambes ou les bras. Pour réduire l'œdème et accélérer la circulation sanguine, le massage doit se faire à partir des extrémités vers le cœur. Massez les pieds, puis les chevilles, les mollets et les cuisses en faisant de grands mouvements de l'extrémité vers le centre (voir photo p. 23) ;
- portez dès le matin un bas-soutien de grossesse.

► *L'enflure des mains*

Au 2e et au 3e trimestres, le retour de la circulation sanguine allant des mains vers le cœur peut également être perturbé. Cela entraîne l'enflure des doigts et des mains en fin de journée. Pour prévenir ou diminuer l'enflure des mains:

- évitez de passer de longues périodes en position debout, les bras le long du corps;
- favorisez plutôt les positions où les mains sont en appui et placées plus haut que le cœur, afin de favoriser un meilleur retour du sang vers le cœur;
- au besoin, enlever vos bagues;
- pratiquez fréquemment les exercices circulatoires, en position couchée, assise ou debout (exercice 2.4.6);
- massez-vous ou, encore mieux, faites-vous masser les mains et les avant-bras. Pour réduire l'œdème et accélérer la circulation sanguine, les massages doivent se faire à partir des extrémités vers le cœur. Pour un œdème des mains, massez les doigts, les paumes, puis les poignets et les avant-bras, en faisant de grands mouvements de l'extrémité vers le centre.

2.2 Le syndrome du tunnel carpien

Si vos doigts enflés sont engourdis ou douloureux et que vous sentez moins de force dans les muscles de vos mains, le problème est différent et un peu plus complexe. Il pourrait s'agir du syndrome du tunnel carpien. En fait, l'enflure due à la grossesse comprime des nerfs qui passent dans un petit ligament en forme d'anneau à la base de la main. Cette compression vous donne une sensation d'engourdissement et de douleur dans les doigts de la main.

Le syndrome du tunnel carpien touche 3 p. 100 des femmes enceintes et, dans la plupart des cas, se résorbe après la grossesse. Pour prévenir ou diminuer ce malaise pendant la grossesse :

- évitez l'extension complète ou la flexion complète du poignet. Ces deux positions de la main pourraient augmenter la compression du tunnel carpien;

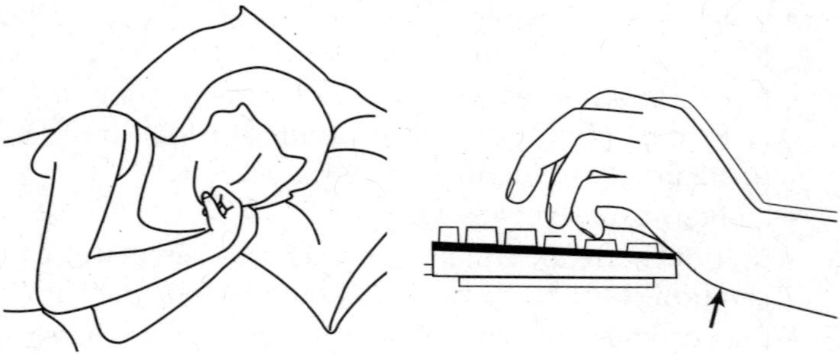

- favorisez plutôt :
  - les positions où les mains sont en appui, dans une position neutre;
  - l'élévation de la ou des mains au-dessus du cœur;

  (Ces positions limitent la compression tout en favorisant un meilleur retour du sang vers le cœur.)
- pratiquez fréquemment les exercices circulatoires, en position couchée, assise ou debout (exercice 2.4.6);
- massez-vous ou, encore mieux, faites-vous masser les mains. Pour réduire l'œdème et la douleur, en plus d'accélérer la circulation sanguine, les massages doivent se faire à partir du bout des doigts vers les poignets. Massez les doigts, les paumes, puis les poignets et les avant-bras, en faisant de grands mouvements de l'extrémité vers le centre;
- appliquez du froid. Pendant 20 minutes, vous pouvez appliquer sur la face ventrale du poignet un sac de petits

pois congelés recouvert d'une serviette humide. Vous soulagerez la douleur et réduirez l'enflure en y appliquant du froid régulièrement, c'est-à-dire **1 ou 2 fois par jour**;
- consultez une ou un physiothérapeute qui pourra vous offrir un traitement efficace pour soulager ce malaise pendant la grossesse.

2.3 Les chutes de tension artérielle

La perte de conscience ou ses signes précurseurs tels les bouffées de chaleur, les vertiges et les engourdissements dans les jambes surviennent généralement au 2e trimestre, chez certaines femmes enceintes. Pour prévenir ces malaises, évitez d'adopter la position debout pendant de longues périodes et pratiquez l'exercice 2.4.2.

À partir du 3e trimestre, des femmes ressentent des malaises dans la position couchée sur le dos: nausées, étourdissements et impression de perdre conscience. C'est que le fœtus comprime la veine cave inférieure, un vaisseau sanguin important qui ramène le sang vers le cœur. En comprimant cette veine, le retour veineux est diminué et vous subissez ce qu'on appelle le syndrome hypotensif. Pour libérer la veine cave et éliminer nausées et étourdissements, tournez-vous simplement sur le côté gauche et évitez de reprendre la position couchée sur le dos.

2.4 Les exercices circulatoires

2.4.1 Mobilisation des chevilles

Dans la position couchée sur le dos, les jambes légèrement plus élevées que le cœur (en ajoutant quelques oreillers sous les genoux et les mollets), faites de petits cercles avec les chevilles et bougez les orteils. Répétez de **2 à 5 minutes au**

besoin. Cet exercice stimule la circulation sanguine et aide à résorber l'enflure des jambes.

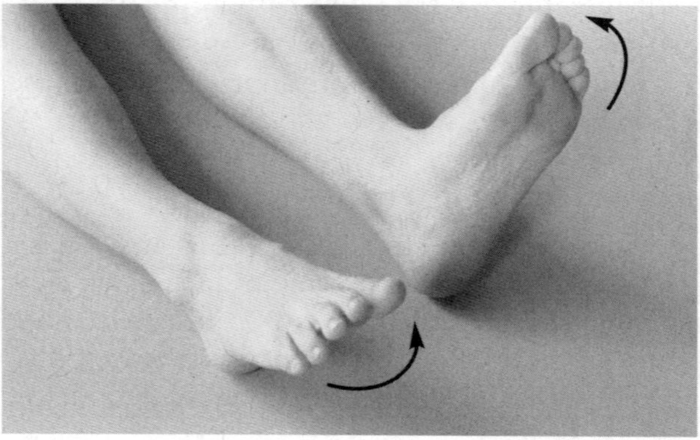

2.4.2 Exercices circulatoires en position debout

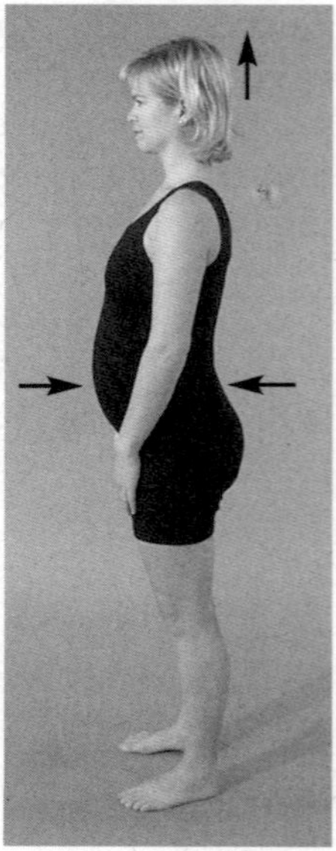

La position debout, sans bouger pour de longues périodes, est très difficile à maintenir et n'est pas très conseillée pendant la grossesse. Toutefois, si vous devez faire la queue à l'épicerie ou à la banque, suivez les consignes suivantes:

- Imaginez que vous portez sur la tête un objet très lourd. Redressez-vous en prenant un appui solide au sol afin que le poids ne vous écrase pas. Vous sentirez alors que les muscles des jambes, du dos et du ventre se resserrent pour combattre la pesanteur.

- Vous pouvez également faire comme si vous vouliez vous mettre sur la pointe des pieds (mais sans le faire).

Ces exercices stimulent la circulation sanguine et vous aident à maintenir cette position très difficile lorsque vous êtes obligée de le faire.

2.4.3 Exercice circulatoire pour le périnée en position couchée

Dans la position couchée, placez votre bassin plus haut que le cœur en ajoutant deux oreillers sous vos fesses (voir photo p. 22). Puis, sans causer de douleurs, resserrez légèrement les muscles du plancher pelvien, comme pour retenir l'urine et les gaz, et relâchez. Répétez de **2 à 5 minutes au besoin**. Cet exercice de pompage favorise la circulation sanguine et soulage la douleur des varices de la vulve et des hémorroïdes.

2.4.4 Étirement du mollet en position assise

Dans la position assise, le genou tendu, ramenez votre pied vers vous à l'aide de votre main. Gardez la position d'étirement du mollet (sensation d'étirement sans douleur) pendant environ 30 secondes ou jusqu'à ce que la sensation d'étirement soit passée. Relâchez 1 minute, puis répétez 3 fois.

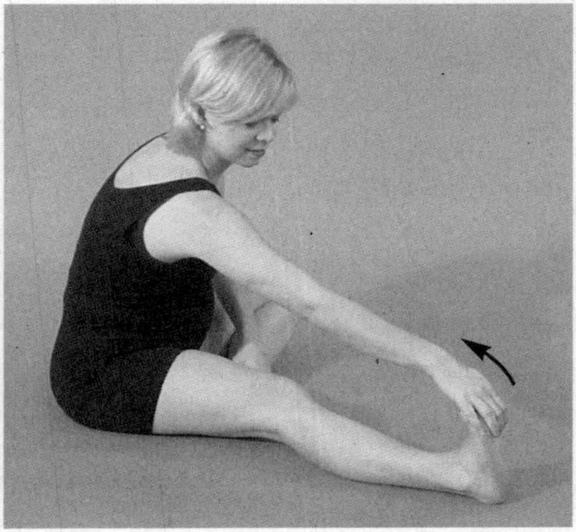

2.4.5 Étirement du mollet en position debout

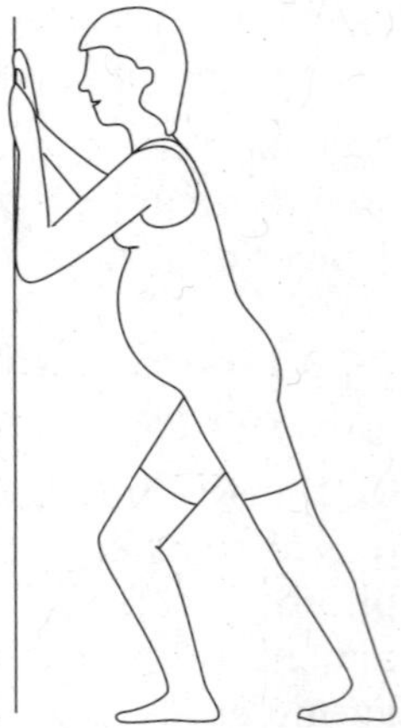

Prenez la position debout, les mains appuyées contre le mur et les pieds placés l'un devant l'autre, jambe arrière (celle avec la crampe) tendue et talon fermement appuyé au sol. Fléchissez le genou de la jambe avant, tout en vous inclinant vers le mur jusqu'à ce que vous sentiez s'étirer le muscle du mollet de la jambe tendue. Maintenez cette position au moins 30 secondes ou jusqu'à ce que la tension disparaisse.

2.4.6 Mobilisation des poignets

Si l'enflure se situe dans les bras et les mains, prenez une position où ceux-ci sont plus élevés que le cœur et faites de petits cercles avec les poignets en bougeant les doigts. Répétez **de 2 à 5 minutes** au besoin afin d'aider l'enflure à se résorber.

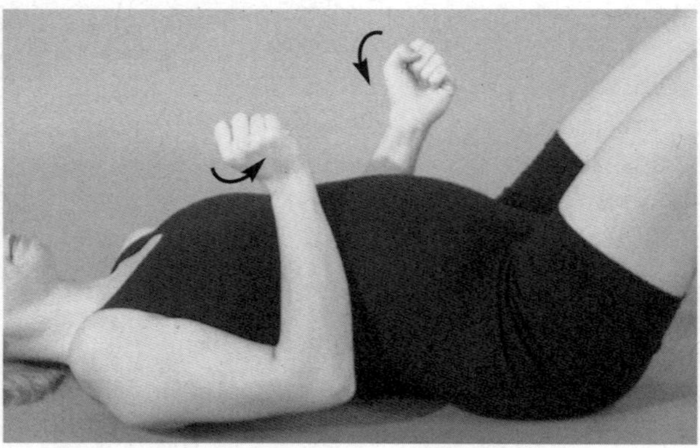

CHAPITRE 3

LES MUSCLES DU PLANCHER PELVIEN

Les muscles du plancher pelvien sont constitués de trois épaisseurs musculaires qui forment la base du bassin. S'étendant comme un hamac entre le pubis et le coccyx, ces muscles jouent un rôle primordial dans le contrôle de l'urine, des gaz et des selles. Ils participent également au soutien des viscères, de l'utérus et de la vessie, en plus d'être essentiels à l'atteinte de l'orgasme féminin.

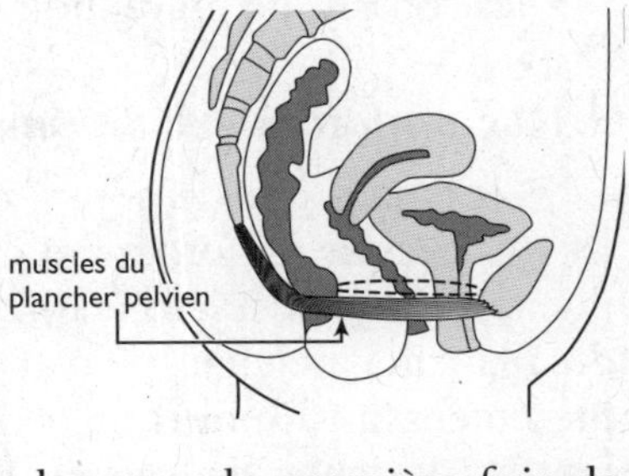

Peut-être entendez-vous parler pour la première fois de ces muscles « cachés » ! Eh bien, la grossesse est le moment idéal pour commencer à les exercer. En effet, la grossesse et l'accouchement sont les **causes premières** d'un affaiblissement des muscles du plancher pelvien et des séquelles qui en découlent, comme les fuites d'urine ou de gaz, les descentes d'organes et la diminution de la satisfaction sexuelle. Aussi, l'assouplissement des muscles du plancher pelvien pendant la grossesse ainsi que leur renforcement dans les périodes pré et postnatale sont nécessaires pour en prévenir l'affaiblissement.

Pendant la grossesse, l'augmentation du poids de l'utérus crée une pression sur les muscles du plancher pelvien, ce qui les affaiblit considérablement. De plus, les changements hormonaux agissent sur le bassin et les muscles du plancher pelvien, ce qui rend la contraction de ces muscles moins efficace. Près de 50 p. 100 des femmes ont des pertes d'urine et de gaz pendant la grossesse, soit occasionnellement, soit tous les jours; mais la situation est provisoire dans la plupart des cas. Pour atténuer ce problème pendant la grossesse et éviter qu'il ne persiste pendant la période postnatale (chez 10 p. 100 des femmes), pratiquez:

- les exercices de renforcement des muscles du plancher pelvien;
- les exercices d'assouplissement du périnée;
- les conseils de prévention de la constipation.

3.1 Le renforcement des muscles du plancher pelvien

Des études ont démontré que les femmes qui pratiquent les exercices de renforcement des muscles du plancher pelvien pendant la grossesse ont une plus grande force musculaire du plancher pelvien au cours de la période postnatale et présentent ainsi moins de perte d'urine et de gaz, et de prolapsus (descentes de la vessie, de l'utérus et du rectum).

3.1.1 La contraction maximale

En position couchée sur le dos, genoux fléchis, contractez les muscles du plancher pelvien comme pour retenir l'urine et les gaz. Puis, en expirant lentement par la bouche, rentrez le nombril. Maintenez la contraction pendant 5 secondes. Relâchez les muscles du plancher pelvien et le ventre; l'inspiration se fera de façon automatique. Faites trois séries de dix contractions maximales en vous accordant 10 secondes de

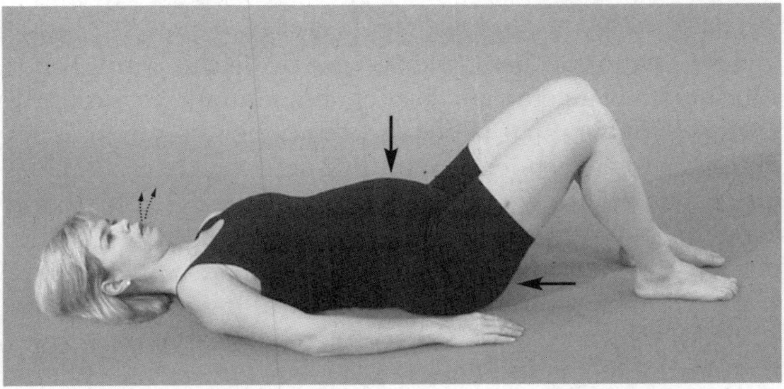

repos entre les contractions et 1 minute de repos entre chaque série. Relâchez, autant que possible, tous les autres muscles, en particulier ceux des fesses et de l'intérieur des cuisses, qui pourraient compenser l'effort des muscles du plancher pelvien. Faites l'exercice **1 fois par jour, 3 jours par semaine** si vous n'avez pas de symptômes comme des fuites d'urine ou de gaz ; **1 ou 2 fois par jour, 5 jours par semaine** si vous avez ces symptômes.

Afin d'être certaine de contracter les bons muscles, placez un doigt dans votre vagin lorsque vous faites l'exercice pour la première fois. Si vous sentez que le doigt est aspiré vers l'intérieur, c'est que la contraction des muscles du plancher pelvien est efficace. Si le doigt est expulsé lors de la contraction, c'est que vous poussez les muscles du plancher pelvien vers l'extérieur (comme pour aller à la selle) plutôt que de les contracter. **Attention !** Avant de répéter le mouvement, il est important de bien le comprendre. Une poussée vers l'extérieur pourrait **affaiblir encore plus** vos muscles du plancher pelvien.

Si vous avez du mal à faire la contraction des muscles du plancher pelvien, faites l'exercice 3.1.2.

3.1.2 La vague

En position couchée sur le dos, genoux fléchis, serrez l'anus comme pour retenir un gaz et, en rentrant le nombril, expirez lentement par la bouche. Tentez de serrer les muscles du plancher pelvien, en partant de l'anus vers le vagin. Lorsque l'anus et le vagin sont serrés, maintenez la contraction pendant 5 secondes, puis relâchez les muscles du plancher pelvien et le ventre. Répétez à quelques reprises en vérifiant la direction de la contraction avec votre doigt. Lorsque cet exercice est bien maîtrisé, reprenez les contractions maximales des muscles du plancher pelvien.

3.1.3 Le clin d'œil

En position couchée sur le dos, genoux fléchis, contractez rapidement et fortement les muscles du plancher pelvien comme pour retenir l'urine et les gaz, en expirant par la bouche et en rentrant le nombril. Maintenez la contraction 1 seconde, puis relâchez 1 seconde. Votre but est de contracter les muscles du plancher pelvien de façon maximale et le plus rapidement possible en expirant, puis de relâcher complètement sans perdre la coordination du mouvement. Cela, de 15 à 20 fois de suite. Faites trois séries de 15 à 20 répétitions, en vous accordant une minute de repos entre chaque série. Autant que possible, relâchez tous les autres muscles, en particulier ceux des fesses et de l'intérieur des cuisses, qui pourraient compenser l'effort des muscles du plancher pelvien. Faites l'exercice **1 fois par jour, 3 jours par semaine** si vous n'avez pas de symptômes comme des fuites d'urine ou de gaz ; **1 ou 2 fois par jour, 5 jours par semaine** si vous avez ces symptômes. La contraction rapide et forte des muscles du plancher pelvien est très importante pour arrêter l'urine lors de la toux et de l'éternuement.

Note : Pour tonifier les muscles du plancher pelvien, les contractions doivent être maximales, c'est-à-dire qu'elles doivent être effectuées avec effort et concentration. Les contractions légères pratiquées en faisant une autre activité, comme regarder la télévision ou conduire la voiture, sont moins efficaces.

Pratiquez les exercices 3.1.1 et 3.1.3 en position couchée sur le dos puis, lorsque vous les maîtrisez, faites-les en position assise et finalement en position debout.

3.1.4 Le verrouillage périnéal

Le verrouillage périnéal consiste à contracter les muscles du plancher pelvien avant et pendant tout effort qui crée une pression vers le bas, par exemple en prenant un sac d'épicerie dans vos bras, en toussant, en éternuant, etc. Cet exercice limite la pression vers le bas et, par le fait même, l'affaiblissement des muscles du plancher pelvien. Prenez l'habitude de pratiquer le verrouillage périnéal tout au long de votre grossesse afin de prévenir les fuites d'urine et de gaz.

3.1.5 La geisha

Les relations sexuelles constituent de bonnes occasions de sentir les contractions et le relâchement des muscles du plancher pelvien. Au moment de la pénétration, contractez les muscles du plancher pelvien en serrant le vagin. Maintenez cette contraction pendant quelques secondes, puis relâchez en évitant de pousser. Faites l'exercice plusieurs fois de suite. Vous aurez ainsi une meilleure connaissance des muscles du plancher pelvien.

3.1.6 Le « stop pipi »

Attention ! Ne faites pas l'exercice du «stop pipi» lorsque vous allez aux toilettes. Cet exercice qui consiste à essayer, en début de miction, d'arrêter d'uriner le plus complètement

possible est à proscrire pendant la grossesse. L'interruption fréquente de la miction peut augmenter les risques d'infection urinaire. De plus, les contractions des muscles du plancher pelvien lors de la miction pourraient dérégler le fonctionnement de la vessie, qui deviendrait alors instable et vous donnerait des envies pressantes. Pratiquez plutôt l'exercice 3.1.1 entre les mictions.

Conseil: Si vous perdez votre urine pendant la grossesse, évitez de sauter, de courir, de porter des charges lourdes et de rester longtemps debout; cela afin de protéger les muscles du plancher pelvien et d'en éviter l'affaiblissement. Si vous perdez votre urine de façon régulière ou si vous n'arrivez pas à serrer les muscles du plancher pelvien, parlez-en à votre médecin lors d'une de vos visites prénatales. Un programme d'exercices personnalisé et coordonné par une physiothérapeute ayant une formation en rééducation des muscles du plancher pelvien pourra vous aider à diminuer les symptômes pendant votre grossesse.

3.2 *L'assouplissement des muscles du plancher pelvien et du périnée*

Des études récentes démontrent qu'un périnée intact à l'accouchement (sans déchirures ou épisiotomie) est associé à moins de douleurs périnéales en période postnatale, à moins de symptômes de fuites d'urine et de gaz et à une reprise plus rapide des activités sexuelles. En augmentant l'élasticité du périnée et en allongeant les fibres musculaires du plancher pelvien, il est possible de prévenir plusieurs déchirures du périnée et, dans certains cas, les épisiotomies.

La déchirure périnéale est, comme son nom l'indique, une lacération des tissus du périnée. Elle se produit lorsque le périnée manque d'élasticité pour permettre au bébé de sortir. L'épisiotomie, quant à elle, est une incision du périnée dans le but d'agrandir l'ouverture vaginale pour faciliter la sortie du bébé. Elle est pratiquée par le médecin, la plupart du temps sous anesthésie locale. Les épisiotomies sont pratiquées dans certaines situations médicales: détresse fœtale (lorsque la fréquence des battements de cœur du bébé diminue), arrêt du progrès du travail de l'accouchement à cause d'un manque d'élasticité du périnée, accouchements qui requièrent des instruments pour aider le bébé à sortir (forceps, ventouse), accouchement d'un bébé par le siège, grande prématurité, etc.

3.2.1 Technique d'assouplissement des muscles du plancher pelvien et du périnée

Dans la position couchée sur le dos ou semi-assise, les genoux fléchis et écartés, introduisez le pouce dans le vagin. Dans cette position, exercez une pression vers le bas pour étirer le périnée (tissus superficiels) et les muscles du plancher pelvien. Étirez jusqu'à ce que vous sentiez que les tissus sont en tension sans pour autant ressentir une forte douleur ou

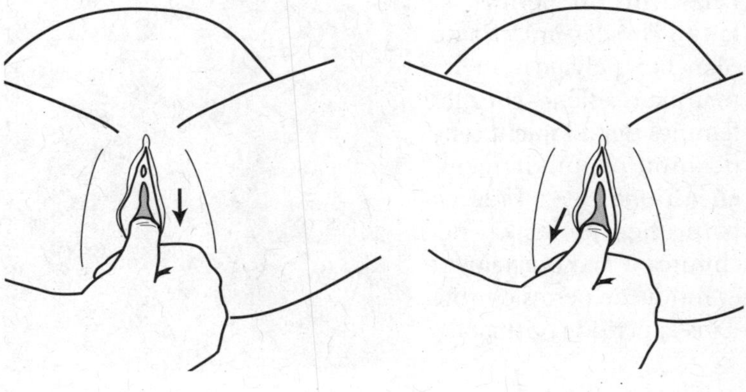

une sensation de brûlure. Maintenez cette position d'étirement pendant 30 secondes en pratiquant la respiration abdominale (exercice 1.1.1). Répétez le même étirement du côté gauche puis du côté droit, toujours en évitant la douleur. Pour que cette technique d'assouplissement soit efficace, il est conseillé de la pratiquer **5 minutes par jour à partir de la 34e semaine de grossesse**. Pour faciliter l'étirement du périnée, vous pouvez pratiquer cette technique dans un bain chaud.

3.2.2 La position accroupie

Pendant la grossesse, la position accroupie, les pieds à plat, semble favoriser l'étirement du périnée. Dans cette position, le poids de l'abdomen fait pression sur le périnée, entraînant son étirement. Les muscles du plancher pelvien sont alors sollicités et se contractent pour répondre à cette pression. La position accroupie adoptée pendant quelques minutes plusieurs fois par jour (lorsque vous parlez au téléphone, quand vous vous détendez devant la télévision, etc.) encourage l'élasticité du périnée et la tonicité des muscles du plancher pelvien. On remarque d'ailleurs chez les femmes qui adoptent cette position naturellement, en Afrique et en Inde en particulier, moins de déchirures à l'accouchement et moins de pertes d'urine dans la période postnatale.

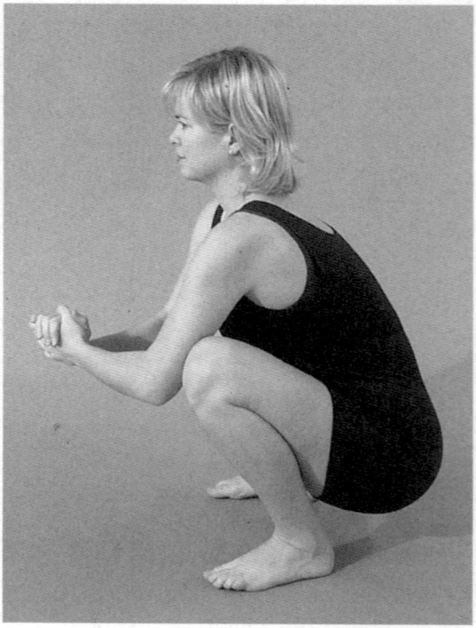

3.3 Conseils pour prévenir la constipation

Pendant la grossesse, la constipation apparaît chez certaines femmes et devient plus fréquente chez d'autres. Elle est due en grande partie, en période de grossesse, aux changements hormonaux, plus particulièrement à l'augmentation de la production de progestérone, qui agit sur les intestins en ralentissant leur activité (le transit intestinal). La fréquence des selles diminue alors et celles-ci sont plus dures. Si vous êtes constipée, évitez de pousser pour aller à la selle, car vous risquez d'affaiblir les muscles du plancher pelvien et de faire apparaître des hémorroïdes.

Afin de prévenir la constipation, buvez beaucoup d'eau et augmentez la quantité de fibres dans votre alimentation. Ne restez pas trop longtemps à pousser. Attendez plutôt d'avoir envie et adoptez une bonne position, c'est-à-dire assise et légèrement penchée vers l'avant. De plus, faites quelques exercices et massages après les repas pour stimuler le mouvement (transit) intestinal.

► *Les exercices pour stimuler le mouvement intestinal*

3.3.1 Respiration abdominale

Dans la position de votre choix, couchée, assise, debout ou à quatre pattes, commencez par expirer par la bouche en rentrant le nombril de façon à serrer le ventre doucement afin de chasser l'air lentement. Ne forcez pas l'expiration, vous n'avez pas à vider l'air rapidement et complètement. Expirez juste assez longtemps pour sentir le travail des muscles du ventre (resserrement du bas-ventre). Puis, relâchez le ventre et l'inspiration se fera toute seule de façon réflexe. Les mouvements de serrement et de relaxation de l'abdomen, en massant le ventre, contribueront à stimuler le transit intestinal. Faites quotidiennement une dizaine de respirations abdominales après les repas.

3.3.2 Respiration abdominale et mouvements latéraux des jambes

En position couchée sur le dos, genoux fléchis, expirez par la bouche en rentrant le nombril de façon à serrer le ventre à la ceinture afin de chasser l'air lentement et, en même temps, inclinez les genoux vers le côté gauche. Puis, relâchez le ventre (l'inspiration se fera toute seule) et reprenez la position initiale,

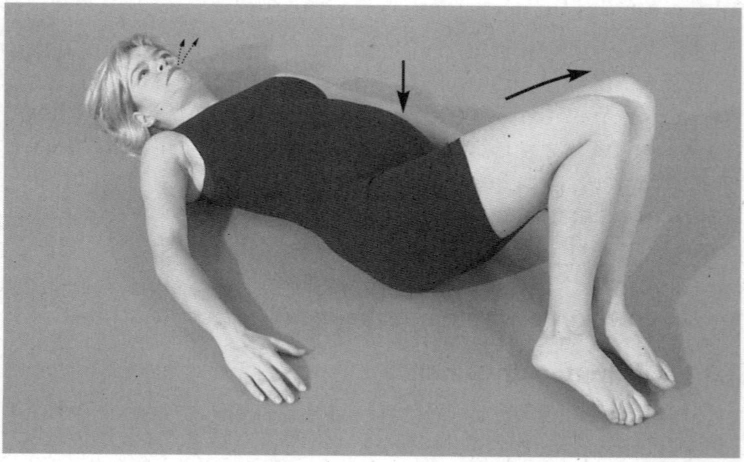

genoux fléchis au centre. Répétez l'exercice, cette fois en inclinant les jambes vers le côté droit. Faites l'exercice **5 fois de chaque côté, après les repas**. Cet exercice produit un étirement du tronc et un massage des intestins, côté droit (colon ascendant) et côté gauche (colon descendant), stimulant ainsi le mouvement intestinal.

3.3.3 Activités physiques

La marche ainsi que la natation stimulent le transit intestinal. Pratiquez régulièrement une de ces activités pour un maximum d'efficacité (voir chap. 9 – Activités physiques et grossesse).

3.3.4 Massage de l'abdomen

Le massage de l'abdomen peut lui aussi être efficace pour stimuler le transit intestinal et évacuer les gaz. Faites des mouvements circulaires avec la paume de la main en exerçant une légère pression sur l'abdomen. Le mouvement doit se faire en partant de la droite vers le haut (colon ascendant), puis vers la gauche (colon transverse) et, finalement, vers le bas (colon descendant). Faites l'exercice **5 fois après les repas**.

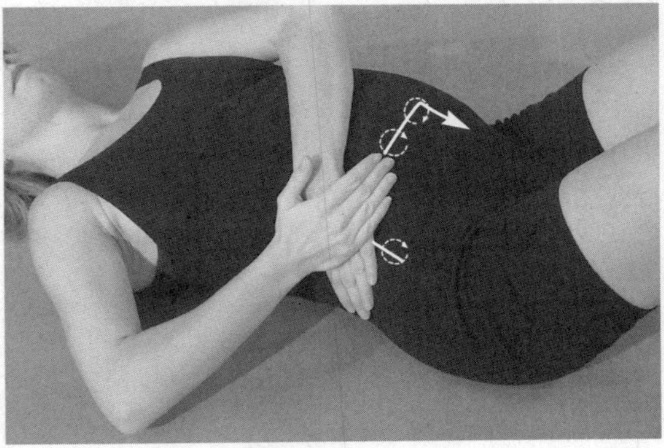

3.3.5 Position à adopter aux toilettes et méthode de poussée

Aux toilettes, prévoyez un support d'environ 15 cm pour vos pieds (un annuaire téléphonique sous chaque pied, par exemple) afin que vos genoux soient plus hauts que vos hanches. Cette position imite la position accroupie qui est la plus favorable pour aller à la selle.

Penchez-vous ensuite vers l'avant, dos droit et, si l'expulsion n'est pas spontanée, serrez le ventre et soufflez dans votre poing fermé. Il est important de ne pas pousser en bloquant votre respiration, car cela crée une trop grande pression sur le périnée. Si vous n'arrivez pas à évacuer rapidement, n'insistez pas trop et attendez plutôt d'en ressentir à nouveau le besoin.

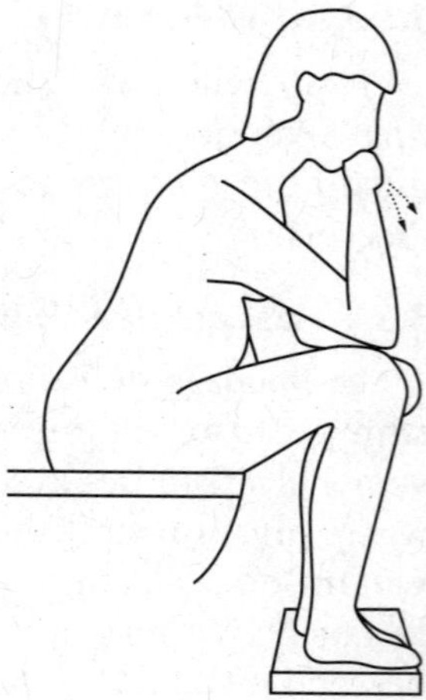

CHAPITRE 4

LES ABDOMINAUX

Les abdominaux comprennent quatre paires de muscles: le transverse de l'abdomen (muscle profond), les petits obliques, les grands obliques (muscles intermédiaires) et les grands droits (muscles superficiels). Ensemble, ces muscles servent de gaine abdominale, maintenant ainsi les viscères dans la cavité abdominale. Ils font également partie du système de soutien de la colonne vertébrale et permettent différents mouvements du tronc.

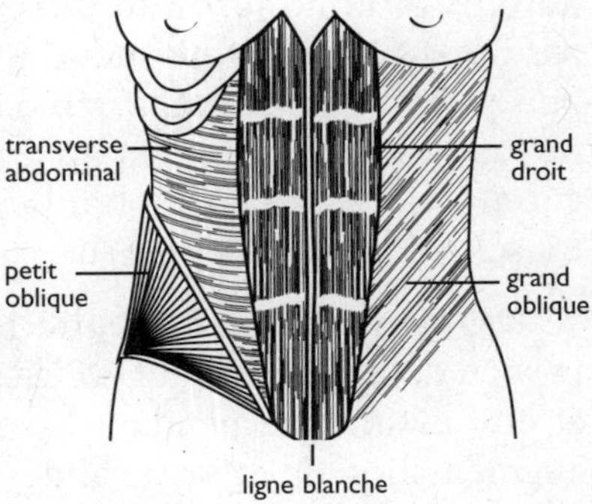

Les muscles abdominaux subissent un étirement (allongement) qui s'accentue tout au long de la grossesse. Cet étirement, causé par le fœtus qui grandit et qui prend de plus en plus de place dans la cavité abdominale, entraîne l'affaiblissement des muscles abdominaux. Plus les muscles abdominaux seront allongés et affaiblis, plus le centre de gravité de la femme sera attiré vers l'avant, augmentant ainsi la cambrure (lordose) et par conséquent les douleurs au bas du dos.

Les muscles abdominaux doivent donc maintenir une certaine force musculaire pendant la grossesse pour contrôler la cambrure et réduire ainsi les douleurs au dos. De plus, à l'accouchement, ces muscles devront être forts pour serrer le ventre en ceinture lors de la phase de poussée. Alors, afin de réduire les inconforts au bas du dos et de maximiser l'efficacité des poussées, pratiquez ces quelques exercices de renforcement des abdominaux pendant la grossesse.

Vous pouvez faire les exercices abdominaux tout au long de votre grossesse. Mais attention, ce travail des muscles abdominaux doit se faire en respectant trois règles de base :

Première règle : Pour maximiser le renforcement, le travail des muscles abdominaux doit toujours se faire en partant du plus profond jusqu'au plus superficiel. Si cet ordre n'est pas respecté, le renforcement musculaire sera moins efficace puisque l'on n'obtiendra pas la stabilisation recherchée au niveau des régions du bas du dos et du bassin. Cela pourrait entraîner des douleurs lombaires et l'affaiblissement des muscles du plancher pelvien.

Deuxième règle : Une contraction des muscles du plancher pelvien doit précéder tout exercice de renforcement abdominal et être maintenue pendant l'exercice. On évite ainsi qu'une augmentation de pression abdominale sur les viscères n'affaiblisse les muscles du plancher pelvien.

Troisième règle : Les muscles grands droits de l'abdomen s'étirent pendant la grossesse pour s'adapter à l'augmentation de volume de l'abdomen. Aussi, il faut les renforcer dans une position d'allongement, position fonctionnelle, plutôt que dans une position de raccourcissement. **Les redressements assis ne sont donc pas recommandés pendant la grossesse,** puisqu'ils raccourcissent les grands droits, augmentant ainsi la pression abdominale et causant l'écartement des grands droits jusqu'à provoquer une hernie (voir chap. 5 – la diastase des grands droits, p. 53).

4.1 Première étape : renforcer les muscles profonds

Le transverse de l'abdomen est un muscle très important pendant la grossesse puisqu'il a un effet de gaine en se contractant, ses fibres musculaires étant horizontales. Grâce à cet effet, il stabilise la colonne vertébrale, aidé par certains muscles du dos, ce qui limite l'augmentation de la courbure du bas du dos (la lordose) et diminue les douleurs au bas du dos.

De plus, à l'accouchement, et plus particulièrement pendant la phase de poussée, le transverse de l'abdomen participe activement au serrement du ventre nécessaire à l'expulsion du nouveau-né. Il est donc très important de le faire travailler pendant la grossesse.

4.1.1 Rentrée du nombril en position couchée sur le dos

En position couchée sur le dos, faites une contraction maximale des muscles du plancher pelvien (exercice 3.1.1, p. 34) en prêtant une attention particulière au mouvement de

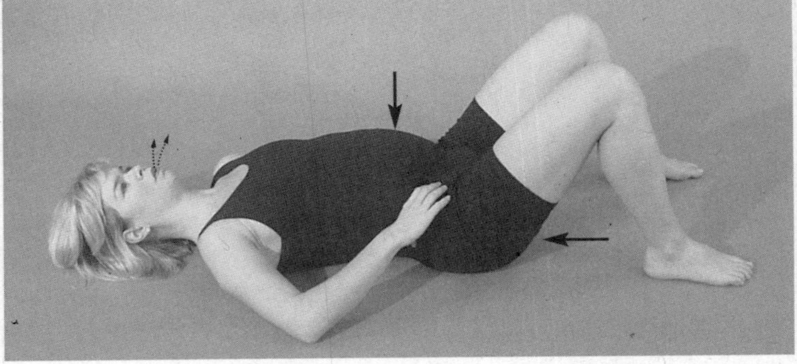

rentrée du nombril de façon à serrer doucement le ventre à la ceinture lors de l'expiration. En plaçant une main sur le bas-ventre près de l'os iliaque, exercez une pression très légère. Vous sentirez les muscles se durcir sous vos doigts; c'est le transverse de l'abdomen. Évitez de basculer le bassin, ce qui entraînerait une compensation musculaire. Faites 3 séries de 10 mouvements (rentrée du nombril) en vous accordant 10 secondes de repos entre chaque mouvement et 1 minute de repos entre chaque série.

Augmentez la difficulté en tentant de maintenir la contraction du transverse (rentrée du nombril) jusqu'à 20 secondes, en respirant normalement pendant la contraction. Faites l'exercice **1 fois par jour, 5 jours par semaine**.

Intégrez aussi cet exercice aux différentes activités de tous les jours (voir 6.3 – Posture de grossesse, p. 66) afin de maximiser le renforcement du transverse de l'abdomen.

4.1.2 Rentrée du nombril en position à quatre pattes

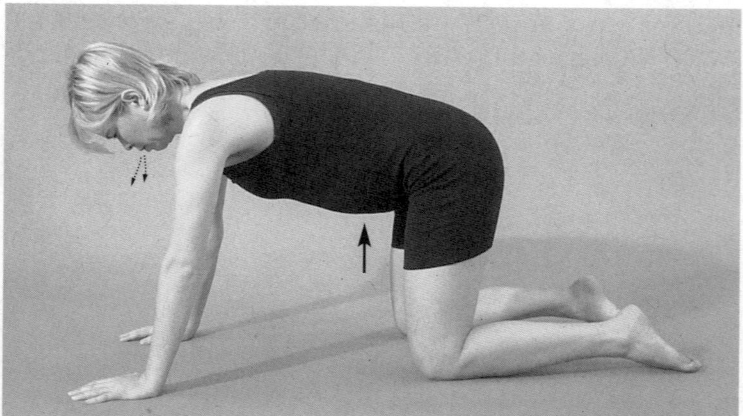

Pour progresser, répétez l'exercice précédent, mais cette fois en position à quatre pattes. Faites 3 séries de 10 mouvements (rentrée du nombril) en prenant 10 secondes de repos entre chaque mouvement et 1 minute de repos entre chaque série. Augmentez la difficulté en tentant de maintenir la contraction du transverse (rentrée du nombril) jusqu'à 20 secondes, en respirant normalement pendant la contraction. Faites l'exercice **1 fois par jour, 5 jours par semaine**. Ne courbez ni ne creusez le dos pendant l'exercice, et essayez autant que possible de garder le dos droit.

4.2 *Deuxième étape : renforcer les muscles profonds en réduisant l'appui au sol*

4.2.1 Mouvement des jambes sur le tronc

En position couchée sur le dos, genoux fléchis : en expirant lentement par la bouche, muscles du plancher pelvien contractés, rentrez le nombril puis soulevez un pied du sol pour amener le genou jusqu'à votre poitrine. Inspirez. Ramenez la jambe fléchie à la position de départ en expirant et en rentrant votre ventre. Répétez le même exercice avec l'autre jambe.

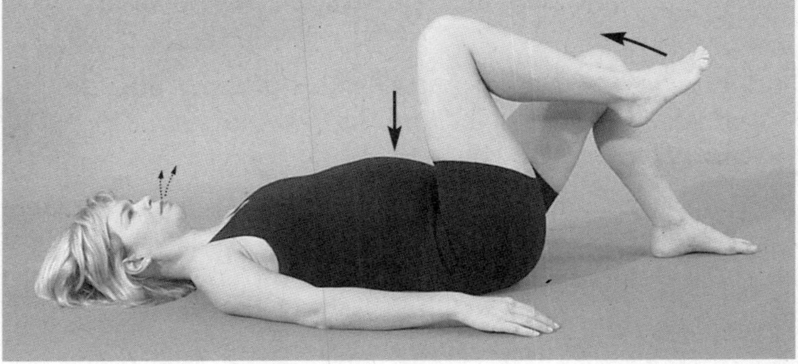

Faites 3 séries de 10 mouvements en prenant 10 secondes de repos entre chaque mouvement et 1 minute de repos entre chaque série. Faites l'exercice **1 fois par jour, 5 jours par semaine**.

Au 3e trimestre, lorsque le ventre est plus gros et que l'exercice devient plus difficile, glissez simplement le talon sur le sol en allongeant la jambe, tout en maintenant le ventre rentré.

Attention ! Si vous contractez bien votre ventre, vous ne devriez pas sentir votre dos se creuser (s'arquer) lors des mouvements des jambes. Le cas échéant, l'exercice est inutile et pourrait être dommageable.

4.2.2 Rentrée du nombril avec deux ou trois points d'appui

Prenez la position à quatre pattes, puis enlevez un appui au sol en levant une jambe ou un bras. Dans cette position, faites l'exercice 4.1.2. Pour augmenter la difficulté, soulevez à la fois la jambe et le bras du côté opposé. L'appui au sol sera ainsi diminué et le travail de stabilisation du transverse, augmenté.

Faites l'exercice **1 fois par jour, 5 jours par semaine**. Ne courbez ni ne creusez le dos pendant l'exercice, et essayez, autant que possible, de garder le dos dans une position normale.

4.3 Troisième étape : rapprocher les muscles grands droits en serrant les muscles profonds et intermédiaires

Pour éviter que les muscles grands droits ne se séparent (voir chap. 5 – Diastase des grands droits) pendant la grossesse et qu'ils n'entraînent une augmentation de la cambrure et des douleurs au dos, les grands droits devraient être renforcés dans leur nouvelle position allongée.

4.3.1 Rapprochement des grands droits en position d'allongement

En position couchée sur le dos, genoux fléchis, les mains sous la tête, basculez le bassin de manière que le creux du bas du dos soit bien à plat. Contractez les muscles du plancher pelvien, puis expirez en rentrant le nombril. Au même moment, en gardant le menton à angle droit avec le cou, poussez votre

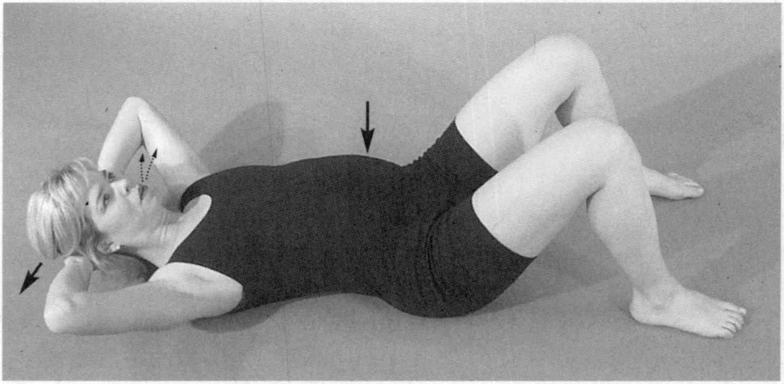

tête dans les mains et résistez à la pression. Vous sentirez alors votre ventre se serrer. Les muscles grands droits travaillent ici en position allongée. Faites 3 séries de 10 contractions d'une durée de 5 secondes chacun, en prenant 10 secondes de repos entre chaque contraction et 1 minute de repos entre chaque série. Faites l'exercice **1 fois par jour, 5 jours par semaine**. Cet exercice fait travailler le transverse de l'abdomen, ainsi que les petits et les grands obliques, et rapproche les muscles grands droits allongés, ce qui réduit la diastase.

Chapitre 5

La diastase des grands droits

Chez 30 p. 100 des femmes, les muscles centraux superficiels (grands droits) se séparent pendant la grossesse. Cela est dû au fait que les muscles abdominaux de ces femmes sont courts et qu'ils s'adaptent difficilement à la forte distension de l'abdomen qui survient pendant la grossesse. On dit alors qu'il y a une hernie ou une diastase des grands droits. Cette séparation, qui n'est pas douloureuse, peut être minime ou atteindre de 10 à 13 cm. Vous pouvez l'observer lorsque, en se contractant, les muscles grands droits s'écartent, par exemple quand vous sortez du bain. À ce moment-là, les grands droits séparés laissent paraître une petite hernie au centre du ventre.

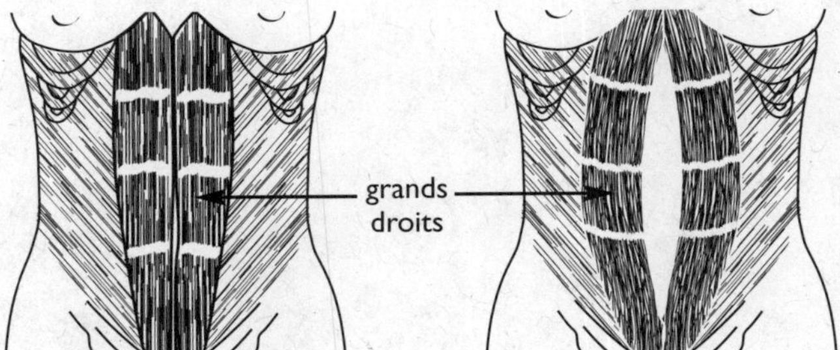

Il est important de vérifier s'il y a une diastase, car celle-ci vous renseigne sur la force des muscles abdominaux. On doit donc évaluer la diastase, puis la corriger ou du moins la minimiser pendant la grossesse. Cela permet aux quatre paires de muscles abdominaux d'effectuer leur travail de gaine abdominale et de stabilisateurs de la colonne, ce qui aide à prévenir les maux de dos.

5.1 Vérification de la diastase des grands droits

En position couchée sur le dos, genoux fléchis, placez le petit doigt dans le nombril, entre les deux muscles grands droits, et trois autres doigts en ligne droite vers le haut à partir du nombril. Pratiquez la respiration abdominale (exercice 1.1.1). En expirant lentement et en rentrant le ventre, soulevez lentement la tête jusqu'à ce que vos omoplates ne touchent plus le sol. À la hauteur de l'index, tournez vos doigts de 90° et vérifiez combien de doigts peuvent s'insérer entre les deux muscles grands droits. Répétez le même test en plaçant le petit doigt dans le nombril, entre les deux muscles grands droits, et trois autres doigts en ligne droite vers le bas à partir du nombril.

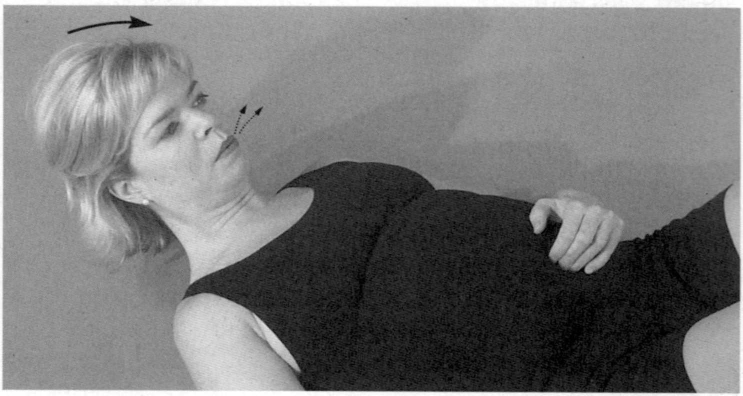

Si plus de trois doigts séparent les grands droits (en haut ou en bas du nombril), vous devez continuer à faire les exercices 4.1.1 à 4.2.1 (voir p. 47 à 49) en plus de suivre les conseils ci-dessous pour faciliter leur rapprochement. S'il n'y a pas de diastase, pratiquez simplement les exercices mentionnés. N'hésitez pas à demander à votre médecin ou à votre physiothérapeute de mesurer la diastase lors d'une de vos visites prénatales.

Pour prévenir la diastase des grands droits :

- évitez de faire des redressements assis ;
- lorsque vous sortez du lit, rentrez le ventre, roulez sur le côté, asseyez-vous en vous aidant avec l'épaule et les bras, et laissez vos pieds glisser hors du lit ;
- lorsque vous ramassez un objet sur le sol, rentrez d'abord le ventre et pliez les genoux ;
- évitez de lever des objets lourds, ce qui vous inciterait à forcer et par conséquent à augmenter la pression intra-abdominale, amenant ainsi la musculature abdominale en tension ;
- évitez les exercices qui demandent de vous pencher vers l'avant et d'effectuer une rotation du tronc ou une flexion latérale du tronc lorsque les pieds sont fixes ;
- évitez les exercices des hanches de type « twist ».

CHAPITRE 6

LE DOS: SOULAGER LA DOULEUR ET PRENDRE UNE BONNE POSTURE

Dès le début de la grossesse, le changement hormonal influence la stabilité de la colonne vertébrale. La relaxine, hormone de grossesse, rend les ligaments plus élastiques, ce qui entraîne une plus grande mobilité des articulations et, par conséquent, accroît le risque de blessures. Ce phénomène explique pourquoi, dès le début de la grossesse, avant même l'apparition d'un petit ventre, certaines femmes se plaignent déjà de douleurs au bas du dos. Un autre facteur, non moins important, contribue également aux douleurs au dos. C'est le développement du ventre vers l'avant, qui modifie la posture de la femme enceinte et augmente la lordose (creux du dos) et, par conséquent, la cyphose dorsale (courbure thoracique).

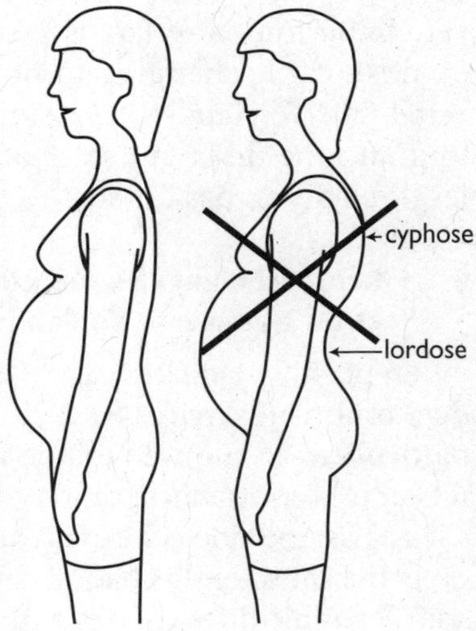

Au total, 49 p. 100 des femmes enceintes souffrent de douleurs au dos.

Pour prévenir ces douleurs pendant toute la grossesse, il faut avant tout adopter et maintenir une bonne posture. Il faut également tonifier les muscles profonds stabilisateurs de la colonne vertébrale, soit les muscles profonds du dos et du ventre, afin de compenser pour les changements hormonal et postural. Enfin, il faut assouplir et masser les muscles du bas du dos, qui sont particulièrement sollicités, tendus et douloureux en période de grossesse. Suivez les exercices et conseils de ce chapitre et, si les douleurs persistent, informez-en votre médecin et consultez votre physiothérapeute, qui pourra vous aider à soulager vos douleurs.

6.1 Stabilisation de la colonne

Pendant la grossesse, il est essentiel de faire des exercices de renforcement des muscles stabilisateurs de la colonne vertébrale lombaire (transverse de l'abdomen et multifides du dos), car le changement hormonal augmente l'instabilité vertébrale. Voici un exercice simple que vous pouvez pratiquer tout au long de la grossesse afin de prévenir ou de soulager les douleurs au bas du dos.

6.1.1 Renforcement des muscles multifides du dos et du transverse de l'abdomen

En position à quatre pattes ou à genoux, pratiquez la rentrée du nombril (exercice 4.1.2, p. 48) en prêtant une attention particulière au mouvement de rentrée du nombril, de façon à ressentir la contraction du bas du ventre jusqu'au dos comme s'il s'agissait d'une ceinture. Vous devriez sentir le gonflement de petits muscles de chaque côté de la colonne vertébrale : ce sont les multifides du dos qui se contractent. Ne courbez ni

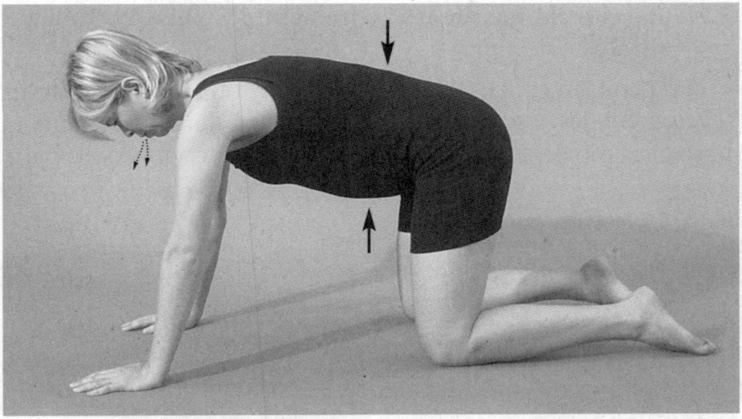

ne creusez le dos pendant l'exercice ; autant que possible, maintenez une position neutre. Faites 3 séries de 10 mouvements (rentrée du nombril) en prenant 10 secondes de repos entre chaque mouvement et 1 minute de repos entre chaque série. Faites l'exercice **1 fois par jour, 3 jours par semaine** pour prévenir les maux de dos. Si vous souffrez de maux de dos, faites l'exercice **1 fois par jour, 5 jours par semaine**.

6.2 Assouplissement et massage des muscles du bas du dos

Au fur et à mesure que la grossesse progresse, le poids du ventre tire directement sur le bas du dos, entraîne une augmentation de la lordose lombaire (creux) et, par conséquent, surcharge les muscles du bas du dos. Ceux-ci peuvent devenir douloureux et tendus avec le temps. Il est donc très important d'assouplir et de masser le bas du dos en période de grossesse pour soulager tensions et douleurs, ce qui vous permet de vous sentir mieux. Voici quelques exercices simples que vous pouvez pratiquer tout au long de votre grossesse afin de prévenir ou de soulager les douleurs au bas du dos.

6.2.1 Bascule du bassin avec étirement des muscles du bas du dos

En position couchée sur le dos, les genoux fléchis, soulevez légèrement les fesses. Prenez les hanches dans vos mains et basculez le bassin de façon à amener le coccyx vers le haut.

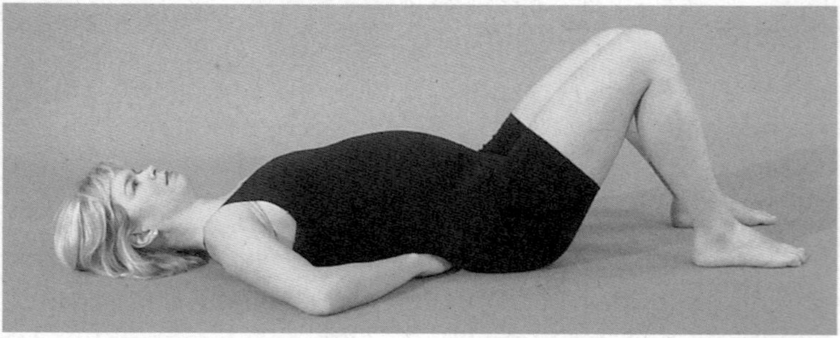

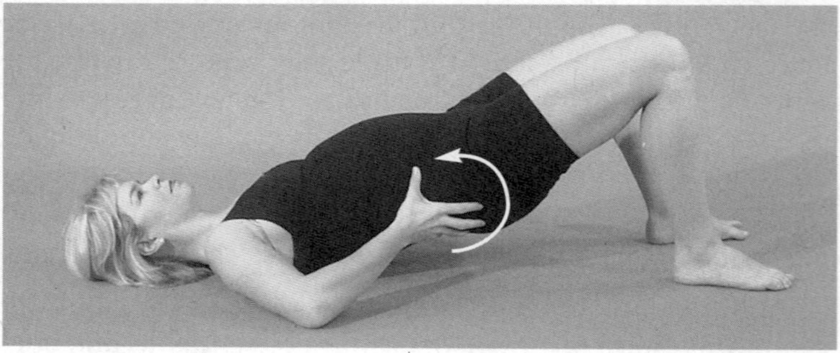

Déposez ensuite le haut des fesses sur le sol, le plus loin possible des épaules. Le creux du dos devrait s'aplatir et vous devriez sentir un étirement dans la région du bas du dos. Maintenez cet étirement pendant 30 secondes en faisant la respiration abdominale (exercice 1.1.1). Relâchez les muscles étirés sans chercher à retrouver la courbure initiale du dos, puis recommencez de 3 à 5 fois. Faites l'exercice **1 ou 2 fois par jour selon vos besoins**.

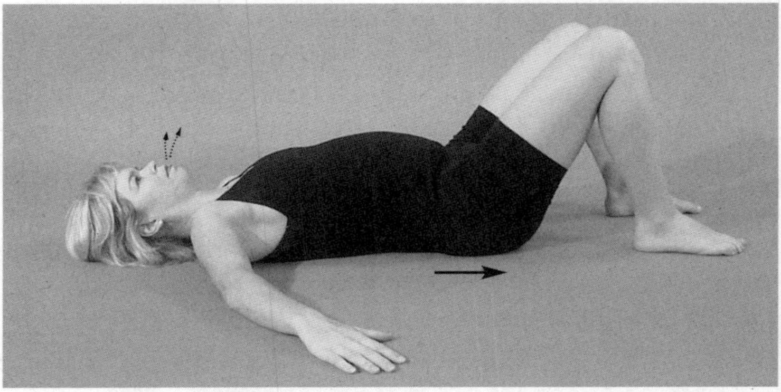

Une fois que vous maîtrisez bien cet exercice, faites-le dans la position debout. Basculez le bassin de manière à ce que le creux de votre dos soit bien à plat. Expirez en rentrant le nombril. Au même moment, étirez votre corps en imaginant qu'une ficelle tire votre tête vers le haut (menton à l'horizontale) et qu'une autre tire vos bras vers le bas. Maintenez l'étirement pendant 30 secondes en faisant la respiration abdominale (exercice 1.1.1). Relâchez les muscles étirés, sans chercher à retrouver la courbure initiale du dos, puis recommencez de 3 à 5 fois. Faites l'exercice **1 ou 2 fois par jour selon vos besoins**. Cet exercice aide à mobiliser la colonne vertébrale et le bassin et à en améliorer la posture en utilisant le travail des abdominaux et l'étirement des muscles du bas du dos.

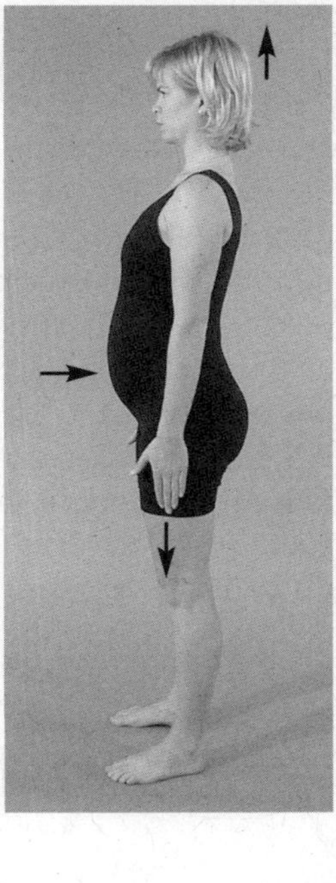

6.2.2 Bascule du bassin et flexion des hanches (étirement des muscles du bas du dos et des fesses)

En position couchée sur le dos, les genoux fléchis, reprenez l'exercice précédent. Lorsque le creux du dos est à plat, amenez un genou jusqu'à votre abdomen à l'aide de vos mains. Vous devriez alors sentir un étirement dans la région du bas du dos

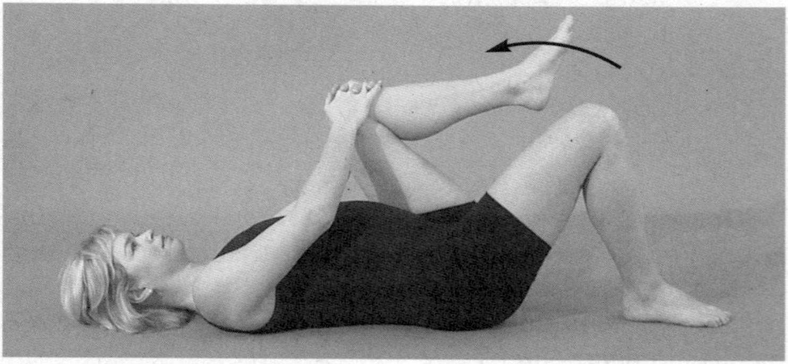

et des fesses. Maintenez l'étirement pendant 30 secondes en faisant la respiration abdominale (exercice 1.1.1). Revenez à la position de départ et répétez avec l'autre jambe. Recommencez de 3 à 5 fois, avec chaque jambe. Faites l'exercice **1 ou 2 fois par jour selon vos besoins**. Cet exercice est particulièrement efficace pour assouplir et soulager les douleurs du bas du dos et du haut des fesses.

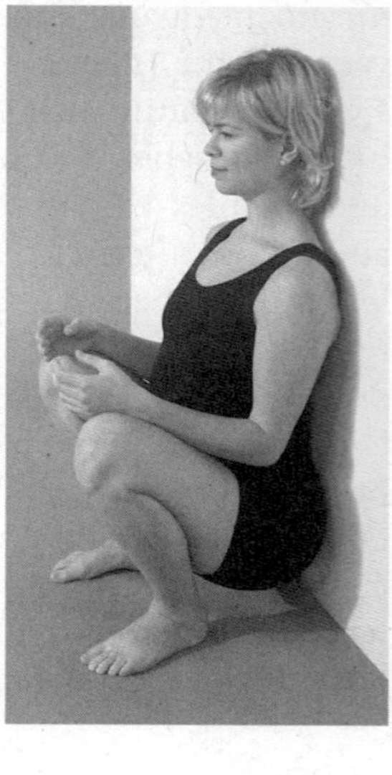

6.2.3 Posture accroupie contre le mur

Appuyez votre dos contre un mur lisse, puis accroupissez-vous, en laissant glisser lentement le dos sur le mur sans que vos fesses ne descendent jusqu'au plancher. Écartez légèrement les genoux si vous avez l'impression que votre ventre est coincé, mais gardez les pieds parallèles aux genoux. Gardez cette position de 3 à 5 minutes afin de bien détendre le bas du dos. Faites l'exercice **1 ou 2 fois par jour selon vos besoins**. Cet exercice fait également contracter les muscles de la cuisse et assouplit ceux du plancher pelvien.

6.2.4 Dos rond (étirement des muscles du bas et du haut du dos)

Prenez la position à quatre pattes, les fesses au-dessus des talons et les mains le plus loin possible en avant. Faites la respiration abdominale tout au long de l'exercice, en expirant

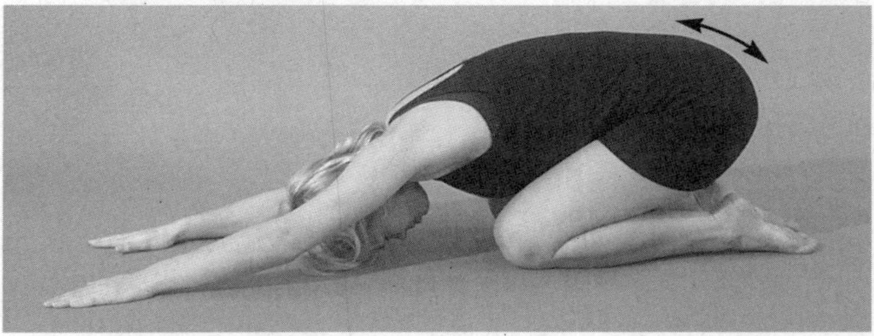

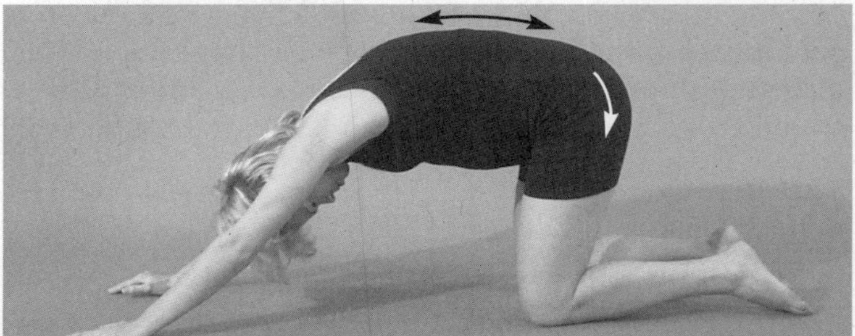

et en rentrant le ventre à chaque mouvement. Commencez par faire basculer le bassin, en imaginant ramener le coccyx entre vos jambes. Arrondissez ensuite le bas du dos, puis le milieu du dos. Enfin, arrondissez les épaules, appuyez-vous sur le bout des doigts et finalement laissez tomber la tête de façon à arrondir le haut du dos. Maintenez l'étirement pendant au

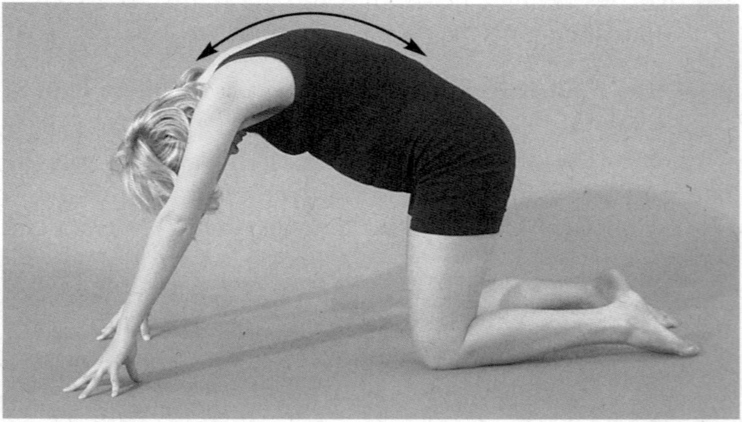

moins 30 secondes ou jusqu'à ce que la sensation d'étirement soit passée, en faisant la respiration abdominale. Relâchez les muscles étirés, sans chercher à retrouver la courbure initiale du dos, et recommencez de 3 à 5 fois. Faites l'exercice **1 ou 2 fois par jour selon vos besoins**. Cet exercice est très complet puisqu'il assouplit toute la musculature de la colonne vertébrale, ce qui soulage les douleurs autant au haut qu'au bas du dos.

6.2.5 Bras croisés, mains derrière le dos (étirement du haut du dos)

En position assise, croisez les bras horizontalement devant vous et posez les mains sur vos épaules. Arrondissez légèrement le bas du dos en basculant votre bassin et en allongeant

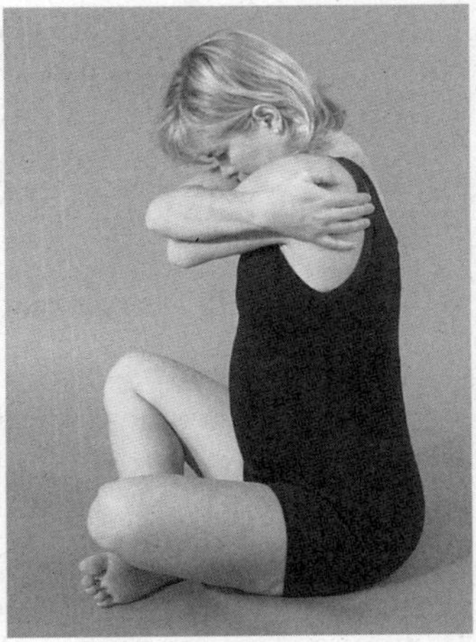

votre nuque. Ensuite, croisez les coudes à l'avant de façon à étirer la région entre les omoplates. Maintenez l'étirement pendant au moins 30 secondes en faisant la respiration abdominale (exercice 1.1.1). Relâchez les muscles étirés, puis recommencez de 3 à 5 fois. Faites l'exercice **1 ou 2 fois par jour selon vos besoins**. Cet exercice est particulièrement efficace pour assouplir et soulager les douleurs dues aux tensions du haut du dos.

Voici quelques conseils pour soulager davantage les douleurs et les tensions musculaires du bas et du haut du dos pendant votre grossesse.

La chaleur

L'application de chaleur, sous forme de bouillotte, de sac de céréales chauffé (sac magique) ou de bain chaud, aide à réduire les tensions musculaires dans le dos. On recommande l'application d'une chaleur agréable (sans sensation de brûlure) dans une bonne position de repos (voir 6.3.5 – Position de repos) pendant une période de 20 à 30 minutes. Pour obtenir de meilleurs résultats, l'application de chaleur devrait précéder les massages ou les exercices d'assouplissement.

Le massage

Le massage du bas du dos est très relaxant et soulage les tensions musculaires accumulées. Il n'est pas nécessaire de connaître une technique de massage spécifique. Utilisez des mouvements circulaires de pianotage ou de pétrissage, précédés d'une application de chaleur. Choisissez la technique qui soulage le plus les tensions musculaires et répétez-la. Lorsque votre masseur (conjoint, parent ou ami) n'est pas disponible, faites le massage vous-même en appuyant votre dos sur une balle de tennis et en la faisant rouler.

6.3 *Posture de grossesse*

Pendant la grossesse, votre posture se modifie afin de s'adapter au changement de volume de votre abdomen. Le bébé grossit, la musculature du ventre s'étire et votre poids se déplace vers l'avant. Le dos se cambre alors pour maintenir l'équilibre et vous empêcher d'être entraînée vers l'avant. Ce déséquilibre postural est normal mais, lorsqu'il est marqué, il peut vous causer des douleurs au dos. Selon des études récentes, ce sont surtout les femmes dont la courbure lombaire (creux du bas du dos) augmente beaucoup qui souffrent de maux de dos de grossesse. La prise d'une bonne posture vous permettra de diminuer cette cambrure et de limiter ainsi les douleurs au dos.

Pour prendre une bonne posture, vous devez être attentive en tout temps à votre façon de vous tenir. Pendant les activités de la journée, que vous soyez debout, assise ou couchée, en train de marcher ou de soulever un objet, arrêtez-vous quelques instants pour contracter les muscles gaines du ventre et les stabilisateurs de la colonne (le transverse de l'abdomen et les multifides du dos) (exercice 6.1.1), tout en faisant la respiration abdominale. Voici une série de bonnes positions à adopter pendant la journée.

6.3.1 Position debout

Évitez le plus possible de garder la position debout pendant de longues périodes sans bouger. Lorsque vous devez adopter cette position, par exemple en faisant la queue à la banque ou à l'épicerie, grandissez-vous et ramenez vos épaules vers l'arrière en gardant la tête droite et le menton à l'horizontale, puis pratiquez l'exercice 2.4.2 (voir p. 30).

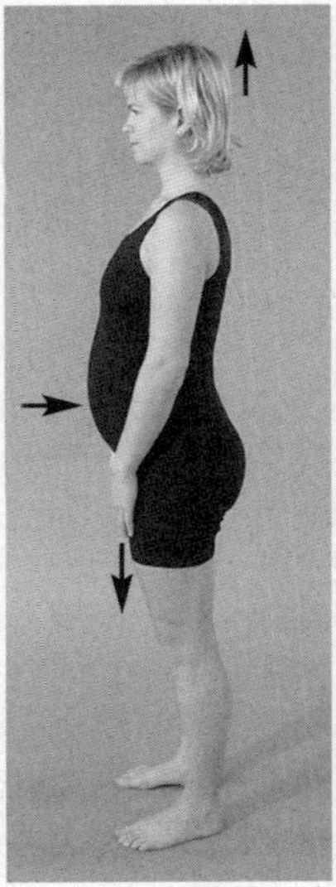

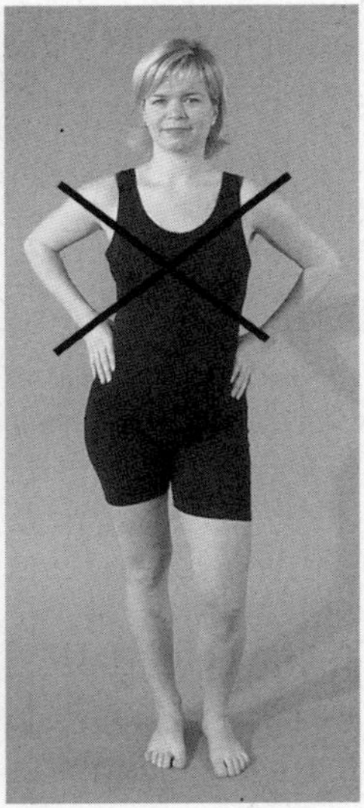

Évitez de mettre tout le poids sur une seule hanche, car vous imposez ainsi beaucoup de tension sur les ligaments du bassin.

Évitez de porter des souliers à talons hauts pour de longues périodes puisqu'ils modifient votre posture et augmentent davantage la lordose.

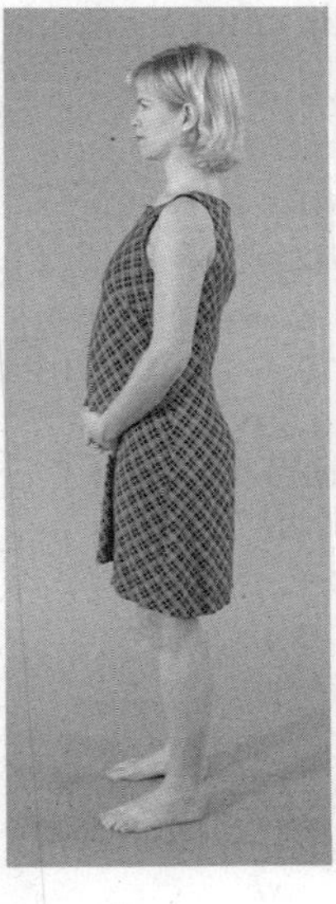

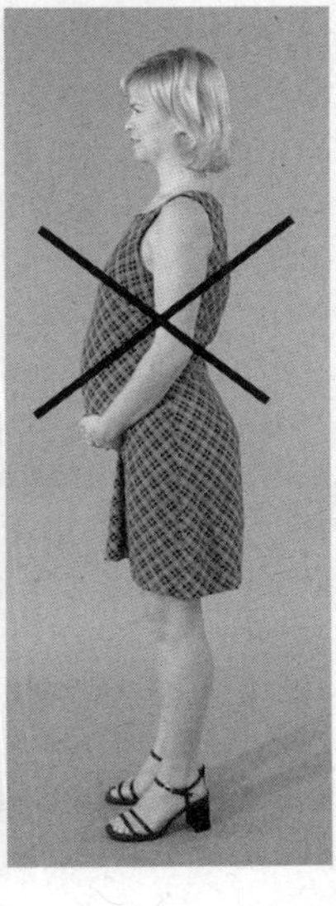

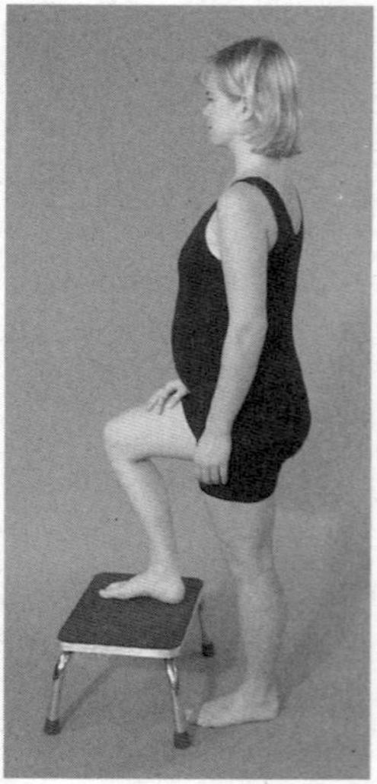

Lorsque vous pouvez le faire, appuyez un pied sur un tabouret; cela entraînera une bascule du bassin et soulagera vos douleurs au dos. Répétez la position avec l'autre pied.

6.3.2 La marche

La marche est un excellent exercice pendant la grossesse. Si vous ressentez des douleurs au bas du dos et au bassin quand vous marchez, rappelez-vous de porter de bons souliers de marche, de garder une bonne posture debout (6.3.1) et de serrer les muscles stabilisateurs de la colonne (exercice 6.1.1). Marchez moins longtemps et plus souvent.

6.3.3 Se pencher pour soulever un objet

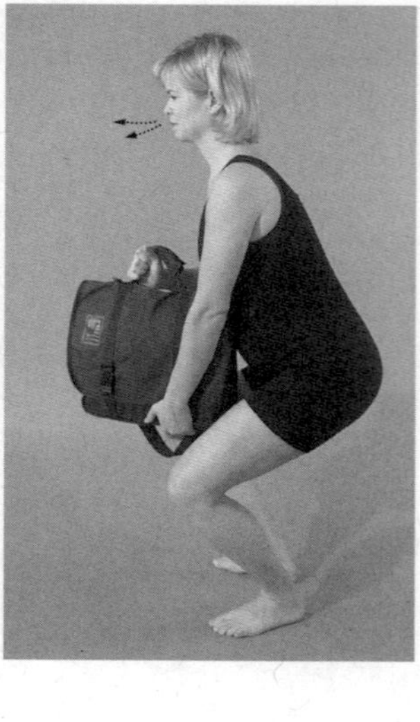

Si vous devez vous pencher pour prendre un jeune enfant ou un objet léger dans vos bras, pliez les genoux et tirez les fesses vers l'arrière en gardant le dos droit. En même temps, serrez les muscles du plancher pelvien, rentrez le nombril et, en expirant lentement, prenez l'objet près de vous et redressez-vous en poussant avec les jambes. Évitez de vous pencher en avant et d'utiliser les muscles du bas du dos pour soulever l'objet loin du corps. Vous risquez ainsi de rester coincée dans cette position à cause de la douleur au dos. Rappelez-vous qu'il est préférable de ne pas lever d'objets lourds pendant la grossesse, car vous augmentez ainsi la possibilité de blesser les ligaments et les muscles du dos.

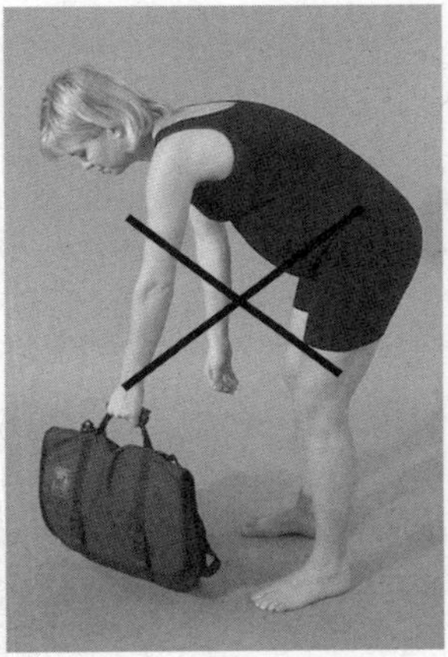

6.3.4 Prendre un objet en hauteur

Lorsque vous saisissez un objet placé en hauteur, gardez le dos droit. Évitez de cambrer le dos en faisant ce mouvement.

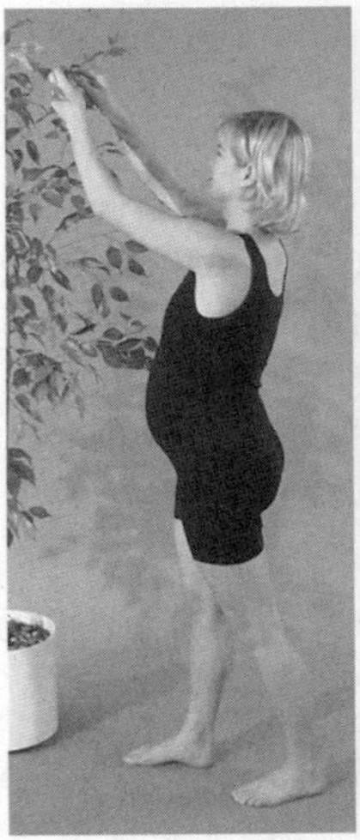

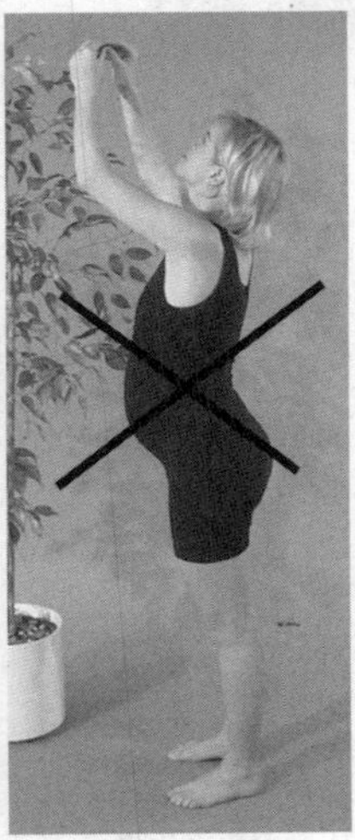

6.3.5 Position de repos

a) En position couchée sur le dos (voir photo page suivante), placez un petit oreiller sous la nuque et fléchissez légèrement les hanches et les genoux pour y introduire un ou deux autres oreillers. En diminuant le creux lombaire, vous réduisez les tensions du bas du dos.

En fin de grossesse, vous vous sentirez peut-être plus à l'aise dans une position semi-assise (voir photo page suivante). Cette position est appréciée des femmes qui souffrent de brûlures d'estomac ou de souffle court. Soutenez bien le cou et le haut du dos avec des oreillers supplémentaires.

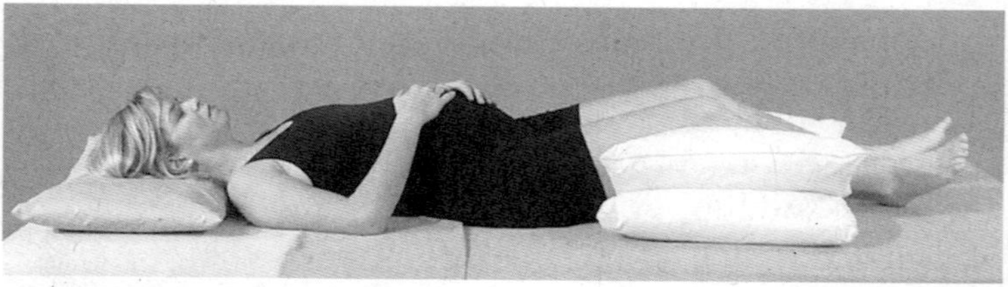

Position couchée sur le dos

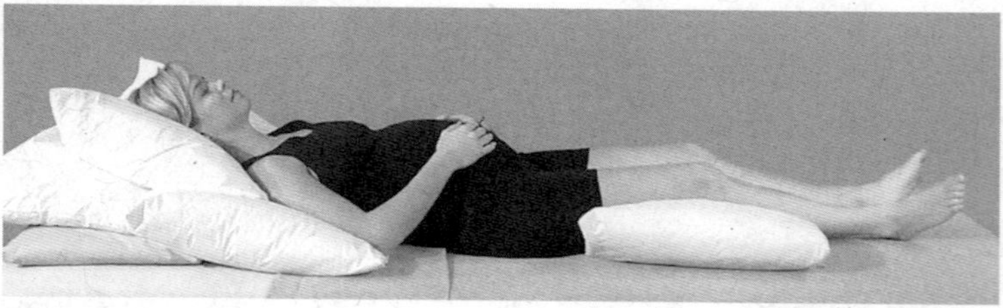

Position semi-assise

Si vous éprouvez des symptômes (nausées et étourdissements) dans la position couchée sur le dos, tournez-vous sur le côté gauche et évitez de reprendre une position couchée sur le dos. C'est que le fœtus comprime la veine cave inférieure, un vaisseau sanguin important qui ramène le sang au cœur. En comprimant cette veine, le retour veineux est diminué et vous subissez ce qu'on appelle le syndrome hypotensif.

b) En position couchée sur le côté, placez un petit oreiller sous votre tête. Fléchissez légèrement les hanches et les genoux,

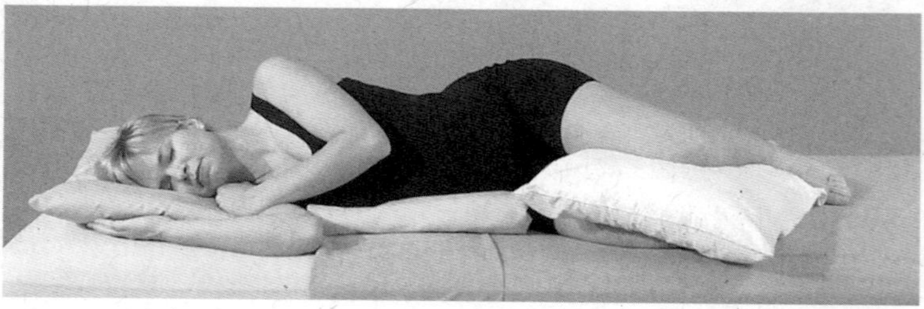

et placez un oreiller entre vos jambes pour stabiliser le bassin et réduire les tensions lombaires. À partir du 2e trimestre ou lorsque votre ventre commence à s'arrondir, ajoutez un troisième oreiller sous votre ventre pour diminuer les tensions qui s'exercent sur le bas du dos. Une position de repos confortable réduit les problèmes d'insomnie pendant la grossesse.

6.3.6 Se retourner dans le lit, se lever du lit

En position couchée sur le dos, fléchissez les genoux, un à la fois. En un seul mouvement, roulez tout votre corps sur

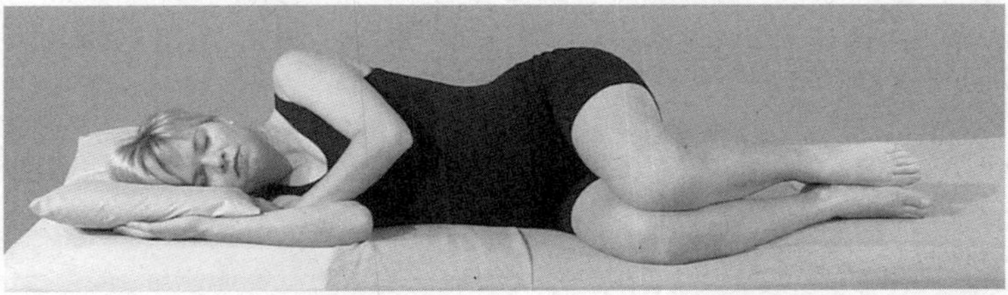

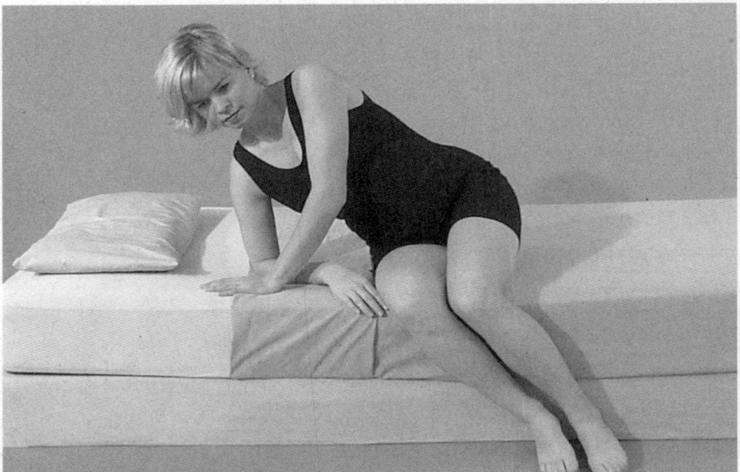

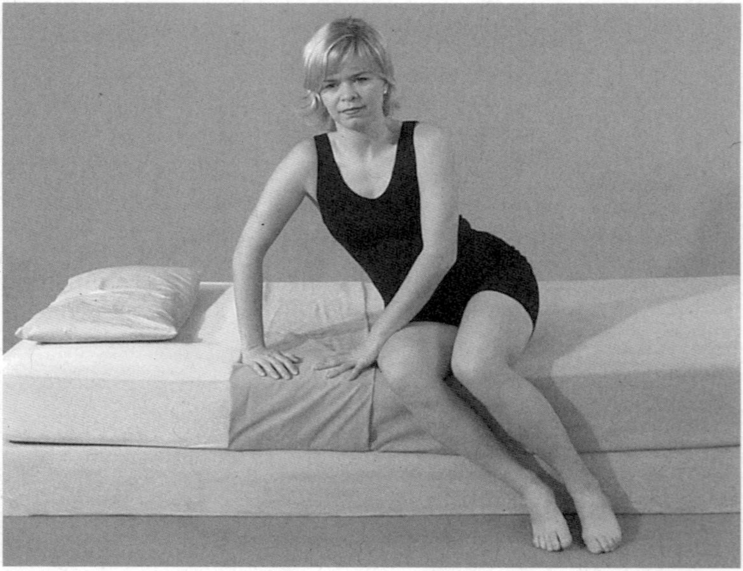

le bord du lit d'où vous voulez descendre. Lorsque vous y êtes, tirez vos genoux vers l'abdomen et placez vos pieds au bord du lit. Ensuite, asseyez-vous en vous aidant des épaules et des bras, et en laissant vos pieds glisser hors du lit. Penchez-vous vers l'avant, le dos droit, puis tendez les jambes et redressez lentement le dos.

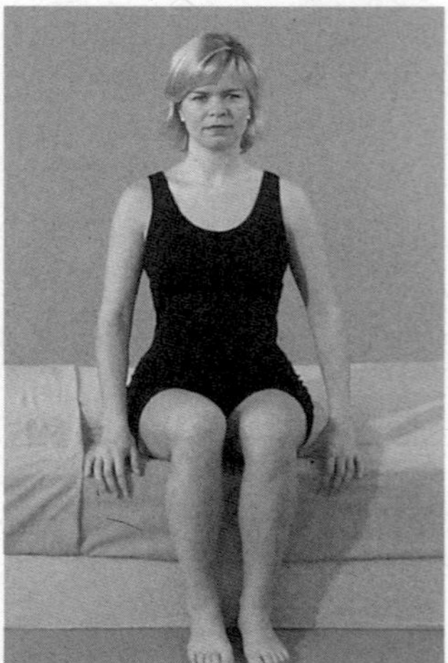

6.3.7 Position assise

Appuyez votre dos sur le dossier de la chaise (si nécessaire, ajoutez un coussin) et dégagez légèrement vos fesses vers l'avant. Vos genoux doivent être un peu plus élevés ou à la même hauteur que vos hanches et vos pieds, qui doivent toucher le sol ou être en appui sur (un petit tabouret ou un annuaire téléphonique). Les bras, de préférence, doivent reposer sur des appuie-bras. Si votre emploi vous demande d'être assise pendant de longues périodes, pensez à vous lever régulièrement pour vous dégourdir.

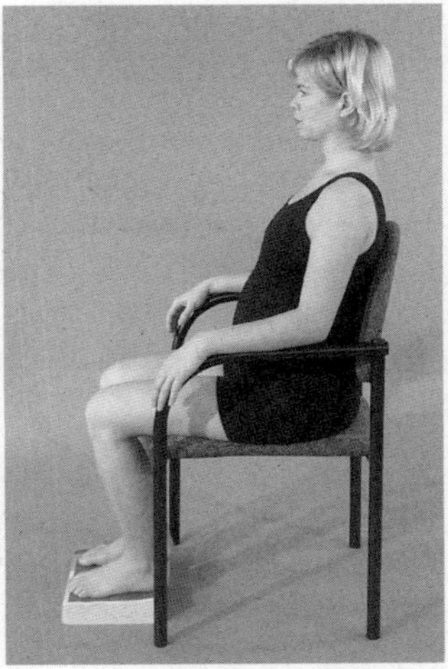

6.3.8 Se lever d'une chaise

Prenez appui sur les appuie-bras et penchez-vous vers l'avant, le dos droit. Puis levez-vous en vous aidant de vos bras. Dépliez les genoux et redressez-vous lentement.

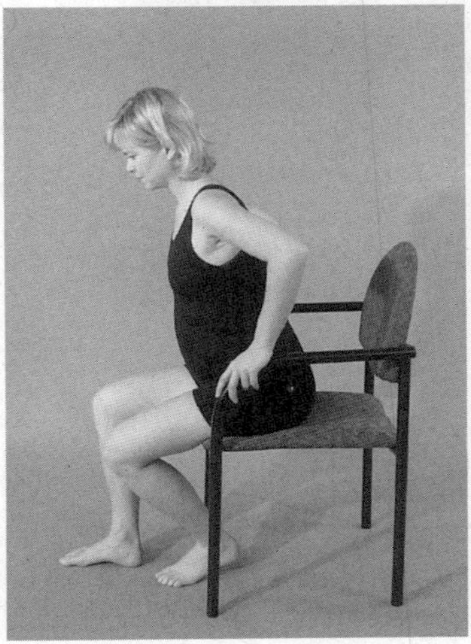

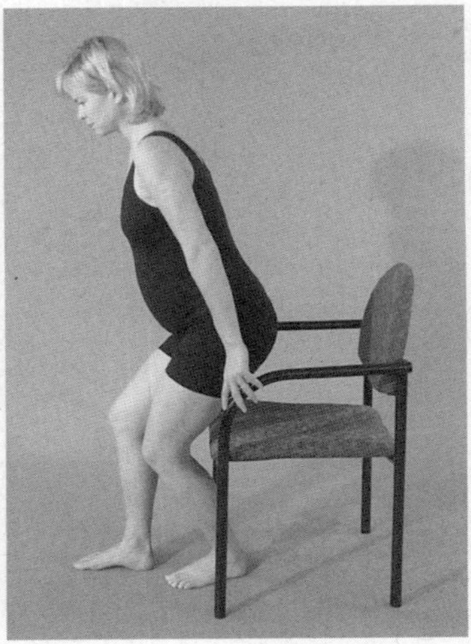

6.3.9 S'asseoir

En position debout, l'arrière des jambes touchant au siège du fauteuil, pliez les genoux en vous penchant en avant, le dos droit. Posez les mains sur les appuie-bras et utilisez la force de vos bras pour vous asseoir au fond du fauteuil. Choisissez des chaises droites plutôt que des sofas mous et bas, car ceux-ci n'offrent pas un bon soutien pour votre dos, et vous pourriez avoir de la difficulté à vous relever.

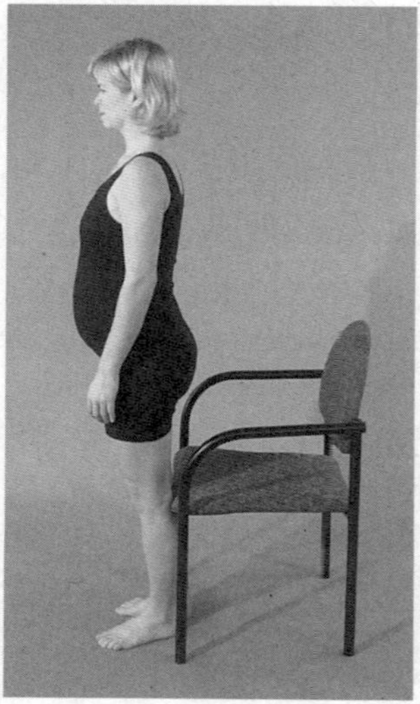

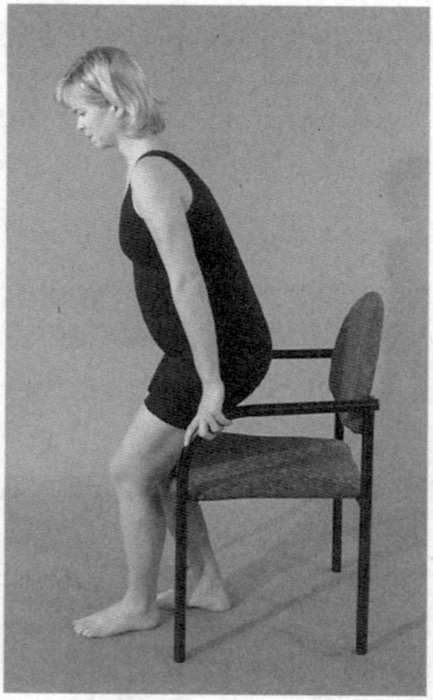

CHAPITRE 7

LE BASSIN : DOULEUR SACRO-ILIAQUE AU PUBIS ET À L'AINE

La relaxine, hormone de grossesse, rend les ligaments plus élastiques, ce qui entraîne plus de mobilité au niveau des articulations. Le relâchement des ligaments est particulièrement important pour le bassin. Il vise à augmenter le diamètre de celui-ci pour faciliter le passage du bébé lors de l'accouchement. Les parties osseuses du bassin seront donc un peu plus mobiles, ce qui pourra entraîner des cisaillements, des étirements ainsi que des pincements. Nous vous présentons ici les types d'inconforts liés à l'augmentation de mobilité du bassin et les plus fréquemment observés pendant la grossesse ; il s'agit des douleurs pubiennes, des douleurs à l'aine et des douleurs dans la fesse et au nerf sciatique (nerf postérieur à la cuisse).

7.1 Les douleurs pubiennes

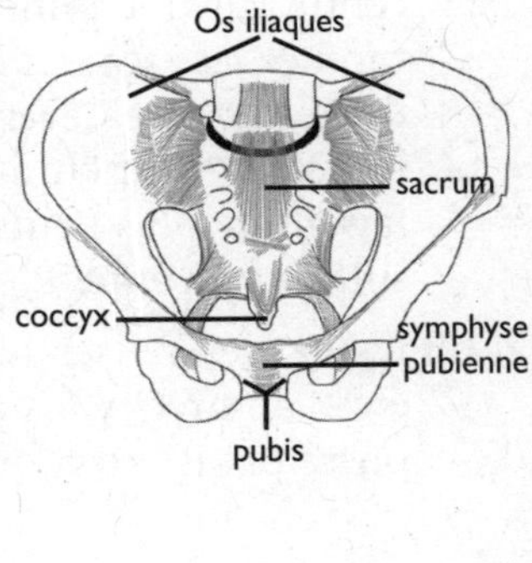

Le pubis est la partie antérieure du bassin. Il est formé de deux branches, une gauche et une droite, séparées par un cartilage, la symphyse pubienne. Pendant la grossesse, la symphyse pubienne s'assouplit et s'élargit, réduisant la stabilité du pubis. Certains mouvements comme la marche, où l'on passe d'un appui sur une jambe à un appui sur l'autre, peuvent causer des douleurs pubiennes par effet de cisaillement. D'autres mouvements, comme la descente d'une voiture où l'on écarte les jambes, peuvent causer des douleurs pubiennes par effet d'étirement.

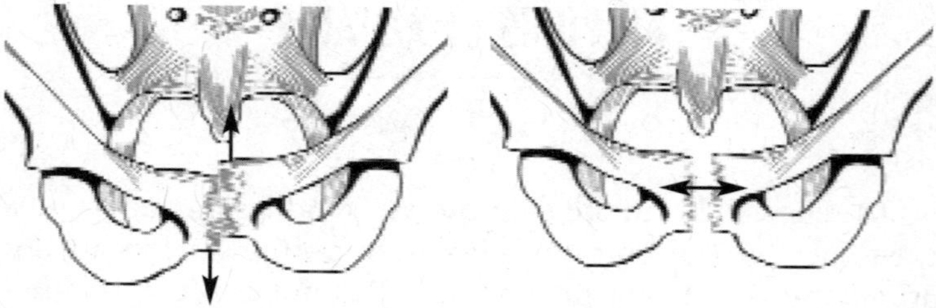

cisaillement étirement

► ***Afin de prévenir les douleurs pubiennes***

7.1.1 Compensez pour l'instabilité ligamentaire en contractant, à chacun de vos mouvements de cisaillement et d'écartement, les muscles stabilisateurs du bassin, notamment ceux du plancher pelvien et le transverse de l'abdomen (exercice 3.1.1, voir p. 34).

7.1.2 Évitez ou limitez les postures où l'appui au sol est concentré sur une seule jambe lorsque, par exemple, vous montez les escaliers ou vous marchez sur un terrain accidenté. Si vous devez adopter de telles postures, limitez le cisaillement en montant une marche à la fois ou en faisant de plus petits pas lorsque vous marchez sur une surface en pente.

7.1.3 Évitez de creuser le dos en position debout. Si vous êtes cambrée, vous augmentez la pression sur la symphyse pubienne et, par conséquent, la douleur pubienne augmente également. Suivez les conseils du chapitre 6 pour prévenir la cambrure du dos.

7.1.4 Lorsque vous passez du lit à une position debout ou que vous descendez de voiture, évitez de le faire une jambe à la fois, en écartant les jambes. Optez plutôt pour des mouvements qui se font en bloc, c'est-à-dire les deux jambes à la fois, pour éviter l'étirement de la symphyse. Vous pouvez également utiliser un oreiller que vous maintiendrez entre les cuisses pour faciliter les mouvements au lit.

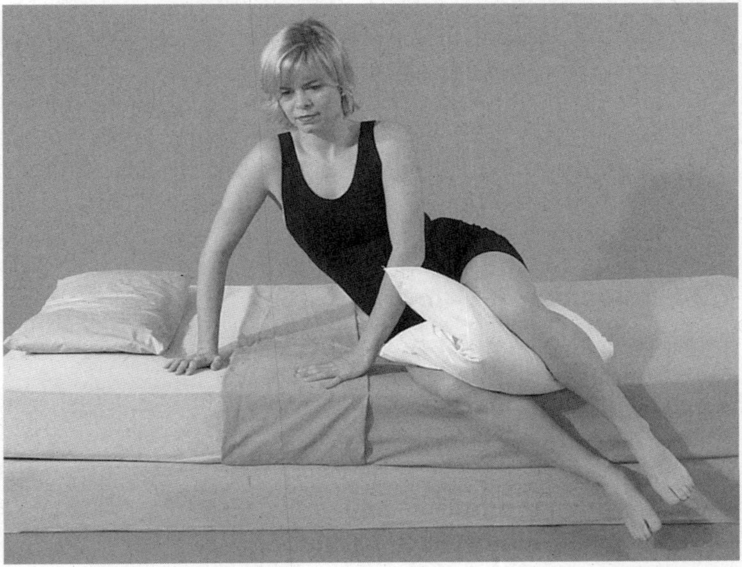

7.1.5 Lors des périodes de repos, la position couchée sur le côté peut devenir inconfortable. Prenez plutôt la positon de repos (voir 6.3.5a, p. 69), couchée sur le dos ou, si vous ne pouvez le faire, reprenez la position couchée sur le côté (voir 6.3.5b, p. 70) en ajoutant un ou deux oreillers entre les cuisses pour bien soutenir la jambe supérieure.

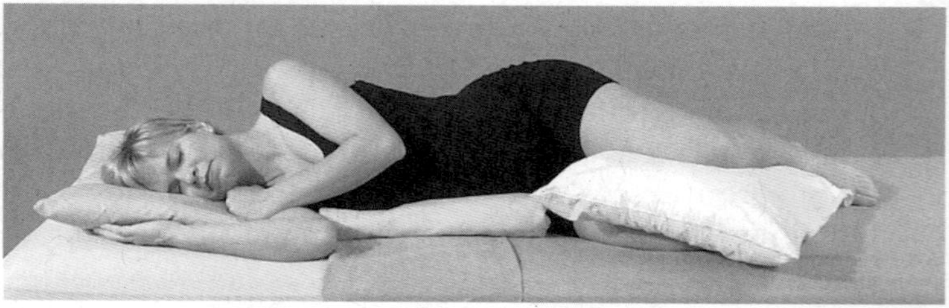

7.1.6 Lorsque la douleur est sévère et accompagnée d'enflure de la symphyse, l'application de glace peut vous soulager. Dans la position couchée sur le dos, genoux fléchis, les jambes en appui sur deux oreillers, appliquez un sac de petits pois congelés recouvert d'une serviette humide pendant 20 minutes. Cette mesure soulagera votre douleur en plus de réduire l'enflure dans cette région.

7.2 Les douleurs à l'aine

Sur chaque branche du pubis s'attache un muscle, l'adducteur de la hanche. C'est avec ce muscle qu'on rapproche les jambes l'une de l'autre. Les mouvements qui amènent des douleurs pubiennes par effet de cisaillement ou d'écartement peuvent aussi avoir un effet sur les adducteurs de la hanche en les étirant plus que d'habitude. Cela entraîne une irritation de

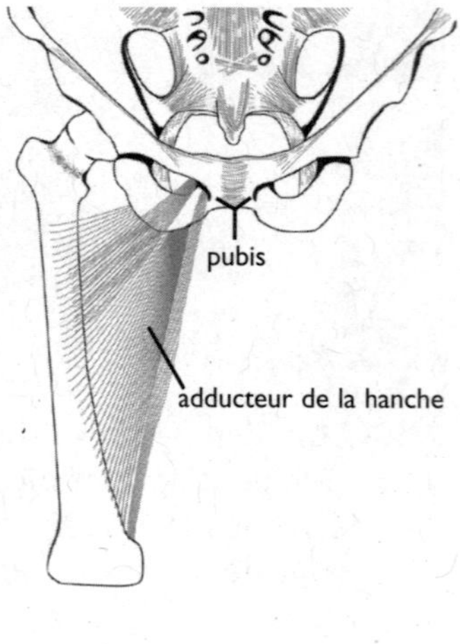

l'attache du muscle sur la branche pubienne et risque de provoquer une tendinite.

Pour soulager les douleurs pubiennes, suivez les conseils décrits de 7.1.1 à 7.1.5.

Pour prévenir les tendinites des adducteurs et les douleurs à l'aine, vous pouvez pratiquer un exercice d'assouplissement des muscles de l'intérieur de la cuisse (adducteurs) afin de réduire la force de traction qui leur est imposée.

7.2.1 Assouplissement des adducteurs de la cuisse

Dans la position assise, jambes ouvertes, la plante du pied droit contre celle du pied gauche, ramenez lentement les talons vers vous. Maintenez cette position d'étirement en vous grandissant de façon à garder une bonne posture. **Maintenez cette posture de 3 à 5 minutes chaque jour**. Plus vous pratiquez cet exercice, plus les genoux se rapprochent du sol car le muscle de l'intérieur de la cuisse s'assouplit.

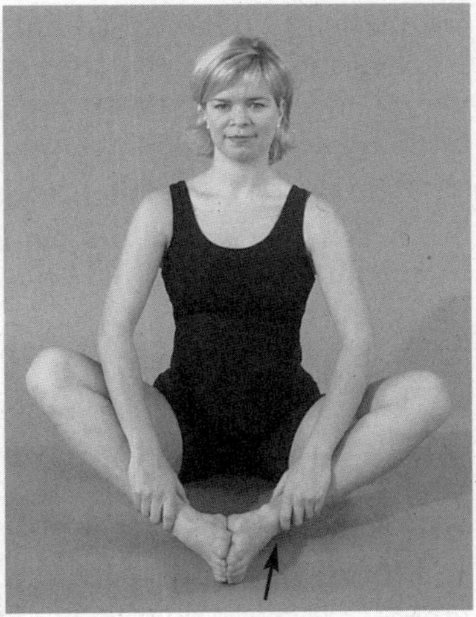

7.3 Les douleurs dans le haut de la fesse

Les os iliaques droit et gauche forment les faces latérales du bassin, qu'on appelle les hanches (voir schéma p. 75). Ils s'unissent au sacrum, à l'arrière du bassin, par une articulation qui est elle aussi influencée par les changements hormonaux accompagnant la grossesse. Dans certains mouvements, par exemple lorsque vous vous retournez dans le lit ou que vous vous relevez d'une chaise, la laxité ligamentaire peut entraîner un mouvement démesuré de cette articulation qui, à la longue, risque de se coincer. Vous vous retrouverez alors bloquée dans cette position, prisonnière de la douleur au bas du dos et à la fesse, sans trop savoir comment vous en sortir.

7.3.1 Afin de prévenir les douleurs dans le haut de la fesse

Avant et pendant tout changement de position, compensez pour l'instabilité ligamentaire en contractant les muscles stabilisateurs du bassin : les muscles du plancher pelvien et le transverse de l'abdomen (voir exercice 3.1.1, p. 34). Pensez-y par exemple en passant de la position couchée à la position assise ou de la position assise à la position debout.

Vous pouvez également pratiquer des étirements (exercice 6.2.2, p. 62) **1 ou 2 fois par jour**, afin de maintenir une bonne mobilité de l'os iliaque sur le sacrum, ce qui réduit les risques de blessure.

Afin de soulager une douleur à la fesse et de dégager une articulation sacro-iliaque bloquée, pratiquez l'exercice ou le massage suivant.

7.3.2 Dégagement de l'articulation sacro-iliaque

Dans la position couchée sur le dos, jambes allongées, fléchissez le genou du côté douloureux et croisez la jambe pliée par-dessus la jambe allongée, de sorte que les orteils puissent se glisser en dessous de la jambe allongée. Gardez cette position de 30 secondes à 1 minute ou jusqu'à ce que la sensation d'étirement soit passée, en gardant le dos à plat. Pour un effet maximal, répétez l'étirement **3 fois**. Cet exercice soulage les douleurs à la fesse tout en aidant à dégager la sacro-iliaque.

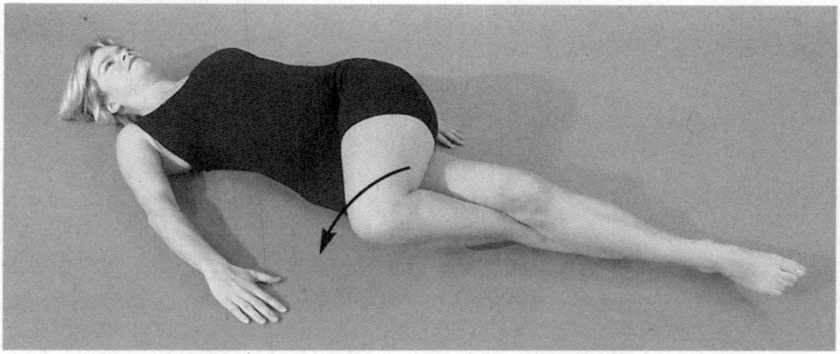

7.3.3 Massage de la région sacro-iliaque

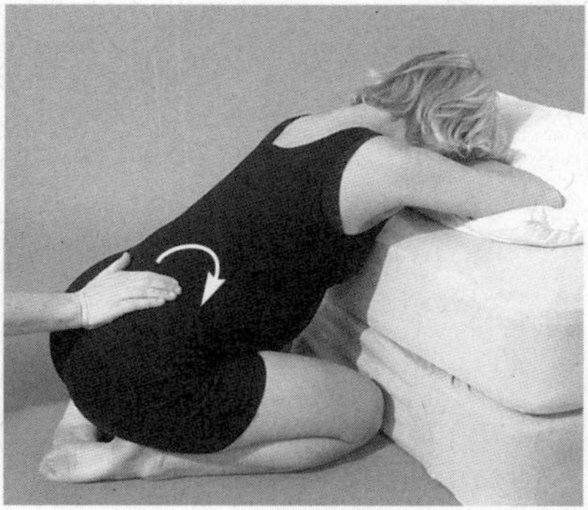

Dans la position assise ou à genoux, les bras croisés et la tête en appui sur une table ou un lit, faites-vous masser la région douloureuse,. en l'occurrence le haut des fesses (région sacro-iliaque). Votre masseur (conjoint, parent ou ami) doit utiliser des mouvements circulaires, à partir du centre de la région vers l'extérieur, en appuyant fortement avec la paume de sa main. Pour être efficace, le massage doit durer entre 5 et 10 minutes. Faites-vous gâter !

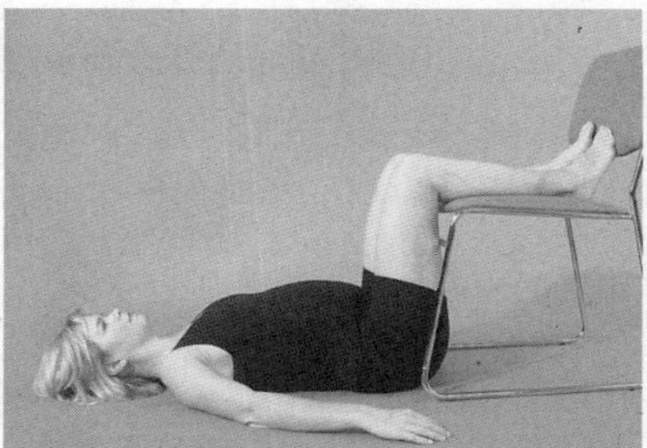

Lorsque votre masseur n'est pas disponible, massez-vous vous-même. Dans la position couchée sur le dos, les mollets en appui sur une chaise, appuyez le haut de vos fesses sur deux balles de tennis et faites-les rouler au centre sur la région sacro-iliaque en laissant peser votre dos sur les balles.

7.4 Sciatique de grossesse

Comme nous l'avons vu précédemment, la laxité ligamentaire peut permettre un mouvement démesuré de l'articulation sacro-iliaque et provoquer à la longue un coincement. Dans certains mouvements, le nerf sciatique, qui passe immédiatement devant l'articulation sacro-iliaque, peut s'irriter ou être comprimé par l'enflure et les spasmes musculaires dans la région où il y a inflammation. Cela provoque une douleur aiguë sous forme d'un pincement à la fesse qui peut descendre jusqu'à la cuisse. C'est ce qu'on appelle la sciatique de grossesse mais, contrairement à la vraie sciatique, la douleur ne descend pas jusqu'au pied et il suffit de changer de position pour la soulager.

Afin de prévenir la sciatique de grossesse, pratiquez les exercices 7.3.1 et 7.3.2.

Pratiquez l'exercice suivant pour soulager une douleur liée à la sciatique de grossesse.

7.4.1 Étirement global des muscles fessiers

En position couchée sur le dos, jambes allongées, fléchissez le genou du côté douloureux et croisez-le par-dessus la jambe allongée. Ramenez le genou sur l'abdomen, vers l'épaule opposée. Vous devriez alors sentir un étirement dans la région de la fesse. Maintenez l'étirement pendant 30 secondes au moins ou jusqu'à ce que la sensation d'étirement soit passée, en respirant normalement. Revenez à la position de départ.

Recommencez de 3 à 5 fois. Faites l'exercice **1 ou 2 fois par jour** selon vos besoins.

Si la douleur persiste malgré les conseils et les exercices suggérés, parlez-en à votre médecin et consultez votre physiothérapeute afin de soulager vos douleurs, d'évaluer et de traiter votre bassin et de vous permettre d'effectuer les mouvements plus confortablement. Tous ces problèmes sont fréquents en période de grossesse et peuvent être soulagés rapidement. Consultez. **Ne souffrez pas inutilement et profitez de votre grossesse.**

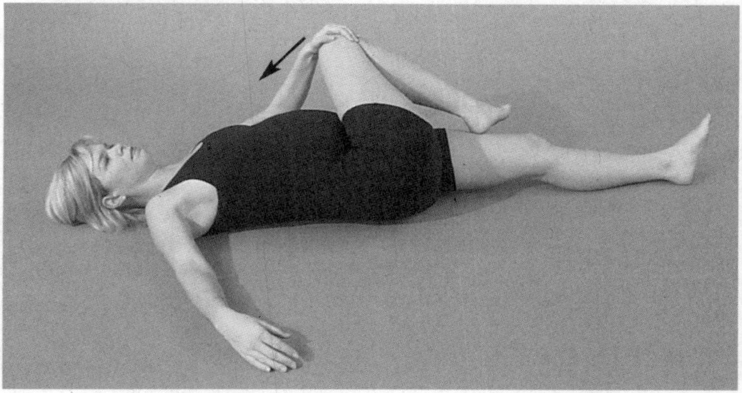

Chapitre 8

Les seins: soutien et soulagement des inconforts

Les seins sont constitués de glandes, de conduits et de tissus adipeux. Ils sont soutenus par les muscles de la poitrine (musculature pectorale), des épaules et du haut du dos. En se préparant à la sécrétion de lait, ils subissent d'importantes modifications physiologiques au cours de la grossesse. Par exemple, en neuf mois, leur poids augmente de 0,5 à 1,7 kg ! Pour éviter que cette augmentation de poids n'entraîne l'affaissement de vos seins, il est fortement suggéré de porter un soutien-gorge de la taille appropriée pendant toute la grossesse. Notez que la taille du bonnet (A, B, C) et le tour de poitrine (32, 34, 36) du soutien-gorge augmentent tout au long de la grossesse, au même rythme que la circonférence du thorax (tour de poitrine) qui s'agrandit pour faire de la place au fœtus (voir schéma p. 18).

Le maintien d'une bonne posture (dos droit, épaules légèrement en arrière plutôt qu'enroulées vers l'avant) apporte également un meilleur soutien à la poitrine pendant la grossesse. Appliquez-vous à garder une bonne posture en tout temps (voir schéma page suivante). Pour vous en souvenir, utilisez un aide-mémoire tout au long de la journée. Par exemple, chaque fois que vous passez sous le cadre d'une

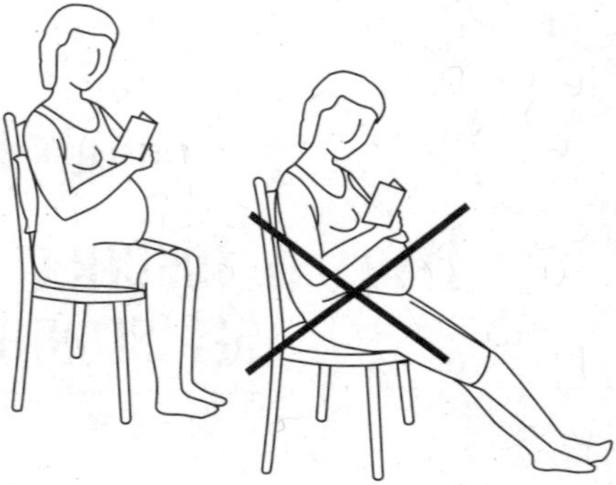

porte, grandissez-vous, les épaules légèrement en arrière en glissant les omoplates vers le bas, et corrigez votre posture.

Si le poids des seins entraîne des douleurs dans le haut du dos malgré le port d'un soutien-gorge de bonne grandeur et le maintien d'une bonne posture, c'est que les muscles du haut du dos et de la poitrine ne sont pas suffisamment forts pour supporter l'augmentation du poids des seins. Pratiquez les exercices suivants pour maximiser le soutien des seins.

8.1 Raffermissement des muscles du haut du dos

8.1.1 Exercices pour tonifier les muscles du haut du dos

En position couchée sur le dos, placez la paume des mains sous la tête, et rapprochez les omoplates de la colonne vertébrale en expirant. Maintenez cette position pendant environ

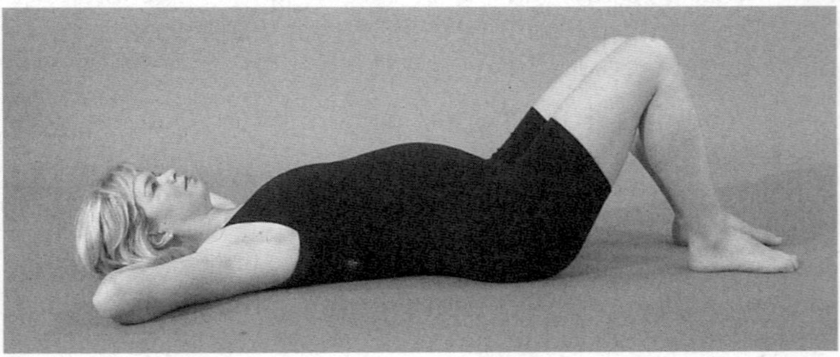

- consultez votre médecin traitant avant de débuter les exercices;
- buvez suffisamment avant, pendant et après les exercices pour éviter la déshydratation;
- prenez un petit goûter de protéines et de sucres naturels avant de faire les exercices;
- évitez de vous exercer dans un environnement chaud et humide;
- commencez la session d'exercices d'aérobie par un réchauffement et terminez-la par une période de relaxation;
- évitez les exercices d'étirement vigoureux et par rebonds (saccadés) pour éviter les blessures causées par l'hyperlaxité des ligaments en période de grossesse;
- évitez les sports à risque élevé pouvant provoquer des chutes (ski alpin, ski nautique, sports de contact) et des changements de pression (plongée sous-marine, escalade).

9.2 Dosages

Si vous décidez d'entreprendre un programme d'exercices, il vous faut respecter les dosages suivants:

- Si vous étiez inactive avant la grossesse:
  a) pendant le 1er trimestre (0-12 semaines), suivez le programme d'exercices sans faire d'exercices cardiovasculaires pour assurer une progression graduelle;
  b) introduisez les exercices cardiovasculaires à la 13e semaine de grossesse;
  c) respectez une fréquence maximale de 3 fois par semaine pour la période allant de la 13e à la 29e semaine de grossesse;
  d) réduisez la fréquence maximale à 2 fois par semaine à partir de la 36e semaine;

e) faites vos exercices en maintenant un rythme léger ou modéré (être capable de parler pendant l'exercice) durant une période maximale de 40 minutes;

f) adoptez des activités physiques à faible impact (la marche, le vélo, la natation, l'aérobie sans impacts).

- Si vous étiez active avant la grossesse:

a) pendant le premier trimestre (0-12 semaines), poursuivez votre programme cardiovasculaire et commencez le programme d'exercices prénatals;

b) respectez une fréquence maximale de 4 fois par semaine pendant les 29 premières semaines de grossesse;

d) réduisez la fréquence maximale à 3 fois par semaine à partir de la 30e semaine;

e) faites vos exercices en maintenant un rythme modéré (être capable de parler pendant l'exercice) durant une période maximale de 40 minutes;

f) favorisez les activités physiques à faible impact (la marche, le vélo, la natation, l'aérobie sans impacts). Les sports comportant sauts et courses se sont pas conseillés, cela afin de protéger les muscles du plancher pelvien et d'en éviter l'affaiblissement (voir p. 33).

En conclusion, souvenez-vous que les changements physiques et physiologiques inhérents à la grossesse peuvent augmenter les risques de blessures à cause de l'augmentation de la laxité ligamentaire ou du déplacement du centre de gravité.

Pendant la grossesse, ne pratiquez pas les exercices cardiovasculaires pour perdre du poids, mais plutôt pour maintenir votre force, votre endurance, votre souplesse ainsi que votre estime de soi. Soyez prudente !

Conclusion

Au cours de la grossesse, vous êtes devenue plus consciente de votre corps et de ses capacités. L'exercice physique vous a donné plus d'énergie, d'estime de soi et vous a aidée à réduire les petits inconforts de la grossesse.

En mettant un enfant au monde, vous apprécierez encore plus la vie. Cette nouvelle conscience devrait vous stimuler à poursuivre un programme d'exercices au cours de la période postnatale… et durant toute votre vie.

Alors ne vous arrêtez pas maintenant !

Soyez en forme après bébé !

Tableau des exercices

1er TRIMESTRE	2e TRIMESTRE	3e TRIMESTRE
Exercices respiratoires : 1.1.1, 1.2 au besoin	Exercices respiratoires : 1.1.1, 1.2 au besoin	Exercices respiratoires : 1.1.1, 1.2 au besoin
Exercices circulatoires : au besoin	Exercices circulatoires : au besoin	Exercices circulatoires : au besoin
Exercices pour les muscles du plancher pelvien – Renforcement : 3.1.1, 3.1.3, 3.1.4 – Prévention de la constipation : au besoin	Exercices pour les muscles du plancher pelvien – Renforcement : 3.1.1, 3.1.3, 3.1.4 – Prévention de la constipation : au besoin	Exercices pour les muscles du plancher pelvien – Renforcement : 3.1.1, 3.1.3, 3.1.4 – Prévention de la constipation : au besoin – Assouplissement : 3.2.1, 3.2.2
Exercices pour les muscles abdominaux : 4.1.1, 4.1.2	Exercices pour les muscles abdominaux : 4.2.1, 4.2.2, 4.3.1 (s'il n'y a pas de diastase)	Exercices pour les muscles abdominaux : 4.2.1 modifié, 4.2.2, 4.3.1
Prévention de la diastase des grands droits : au besoin	Prévention de la diastase des grands droits : au besoin	Prévention de la diastase des grands droits : au besoin

Exercices pour les muscles du dos: – Renforcement: 6.1.1 – Assouplissement: au besoin – Prise d'une bonne posture: 6.3	Exercices pour les muscles du dos: – Renforcement: 6.1.1 – Assouplissement: 6.2.1, 6.2.2, 6.2.5 – Prise d'une bonne posture: 6.3	Exercices pour les muscles du dos: – Renforcement: 6.1.1 – Assouplissement: 6.2.3, 6.2.4, 6.2.5 – Prise d'une bonne posture: 6.3
Exercices pour les douleurs au bassin: au besoin	Exercices pour les douleurs au bassin: au besoin	Exercices pour les douleurs au bassin: au besoin
Exercices pour le soutien des seins: 8.1.1, 8.2.1 ou 8.2.2	Exercices pour le soutien des seins: 8.1.1, 8.2.1 ou 8.2.2	Exercices pour le soutien des seins: 8.1.1, 8.2.1 ou 8.2.2
Activités sportives: • si active avant la grossesse: poursuivre le programme cardio-vasculaire régulier à intensité modérée • si inactive avant la grossesse: attendre au 2e trimestre	Activités sportives: • si active avant la grossesse: programme cardio-vasculaire d'intensité modérée 4 fois/semaine • si inactive avant la grossesse: programme cardio-vasculaire d'intensité légère à modérée 3 fois/semaine	Activités sportives: • si active avant la grossesse: programme cardio-vasculaire d'intensité modérée 3 fois/semaine • si inactive avant la grossesse: programme cardio-vasculaire d'intensité légère à modérée 2 fois/semaine

Bibliographie

ALLEYNE J. Nouvelles directives concernant l'exercice durant la grossesse. *The Official Newsletter of Sports Physiotherapy Canada,* 1999 23(3).

BERESFORD P. *Conditionnement physique et grossesse.* Ottawa : Gouvernement du Canada, Conditionnement physique et sport amateur, 1984.

CHIARELLI P., MARKWELL S. *Let's Get Things Moving.* Brisbane : Gore and Osment Publications, 1992.

COTELLE-BERNÈDE O. *Guide pratique de rééducation uro-gynécologique.* Paris : Ellipses, 1990.

DE GASQUET B. *Bien-être et maternité.* Paris : Implexe Édition, 1996.

DUMOULIN C. *En forme après bébé : exercices et conseils.* Montréal : Éditions de l'Hôpital Sainte-Justine, 2000.

LO T., CANDIDO G., JANSSEN P. Diastasis of the recti abdominis in pregnancy : risk factors and treatment. *Physiotherapy Canada,* 1999 51(1) : 32-36.

POLDEN M., MANTLE J. *Physiotherapy in Obstetrics and Gynaecology.* Oxford : Butterworth-Heinemann, 1990.

SAHRMAN S. *Diagnosis and Treatment of Movement Impairment Syndromes : Lecture Outline.* Washington : School of Medicine, Washington University, 1998.

SAMPSELLE C. Effect of pelvic muscle exercise on transient incontinence during pregnancy and after birth. *Obstetrics and Gynecology,* 1998 91(3):406-412.

SAPSFORD R., BULLOCK-SAXTON J., MARKWELL S. *Women's Health: A Textbook for Physiotherapists.* Sydney : WB Saunders, 1998.

Index des inconforts reliés de la grossesse

L'allaitement maternel

Comité pour la promotion
de l'allaitement maternel de l'Hôpital Sainte-Justine

Le lait maternel est le meilleur aliment pour le bébé. Tous les conseils pratiques pour faire de l'allaitement une expérience réussie !

ISBN 2-922770-57-5 2002/ 104 p.

Apprivoiser l'hyperactivité et le déficit de l'attention

Colette Sauvé

Une gamme de moyens d'action dynamiques pour aider l'enfant hyperactif à s'épanouir dans sa famille et à l'école.

ISBN 2-921858-86-X 2000/96 p.

Au-delà de la déficience physique ou intellectuelle
Un enfant à découvrir

Francine Ferland

Comment ne pas laisser la déficience prendre toute la place dans la vie familiale? Comment favoriser le développement de cet enfant et découvrir le plaisir avec lui ?

ISBN 2-922770-09-5 2001/232 p.

Au fil des jours... après l'accouchement

L'équipe de périnatalité de l'Hôpital Sainte-Justine

Un guide précieux pour répondre aux questions pratiques de la nouvelle accouchée et de sa famille durant les premiers mois suivant l'arrivée de bébé.

ISBN 2-922770-18-4 2001/96 p.

Au retour de l'école...
La place des parents dans l'apprentissage scolaire

Marie-Claude Béliveau

Une panoplie de moyens pour aider l'enfant à développer des stratégies d'apprentissage efficaces et à entretenir sa motivation.

ISBN 2-921858-94-0 2000/176 p.

Le diabète chez l'enfant et l'adolescent

Louis Geoffroy, Monique Gonthier et les autres membres de l'équipe de la Clinique du diabète de l'Hôpital Sainte-Justine

Un ouvrage qui fait la somme des connaissances sur le diabète de type 1, autant du point de vue du traitement médical que du point de vue psycho-social.

ISBN 2-922770-47-8 2003/368 pages

Drogues et adolescence

Réponses aux questions des parents

Étienne Gaudet

Sous forme de questions-réponses, connaître les différentes drogues et les indices de consommation, et avoir des pistes pour intervenir.

ISBN 2-922770-45-1 2002/128 p.

En forme après bébé

Exercices et conseils

Chantale Dumoulin

Des exercices et des conseils judicieux pour aider la nouvelle maman à renforcer ses muscles et à retrouver une bonne posture.

ISBN 2-921858-79-7 2000/128 p.

En forme en attendant bébé

Exercices et conseils

Chantale Dumoulin

Des exercices et des conseils pratiques pour garder votre forme pendant la grossesse et pour vous préparer à la période postnatale.

ISBN 2-921858-97-5 2001/112 p.

L'enfant adopté dans le monde

(en quinze chapitres et demi)

Jean-François Chicoine, Patricia Germain et Johanne Lemieux

Un ouvrage complet traitant des multiples aspects de ce vaste sujet : l'abandon, le processus d'adoption, les particularités ethniques, le bilan de santé, les troubles de développement, l'adaptation, l'identité…

ISBN2-922770-56-7 2003/480 p.

L'enfant malade
Répercussions et espoirs
Johanne Boivin, Sylvain Palardy et Geneviève Tellier
Des témoignages et des pistes de réflexion pour mettre du baume sur cette cicatrice intérieure laissée en nous par la maladie de l'enfant.
ISBN2-921858-96-7 2000/96 p.

L'estime de soi des adolescents
Germain Duclos, Danielle Laporte et Jacques Ross
Comment faire vivre un sentiment de confiance à son adolescent ? Comment l'aider à se connaître ? Comment le guider dans la découverte de stratégies menant au succès ?
ISBN 2-922770-42-7 2002/96 p.

L'estime de soi des 6 - 12 ans
Danielle Laporte et Lise Sévigny
Une démarche simple pour apprendre à connaître son enfant et reconnaître ses forces et ses qualités, l'aider à s'intégrer et lui faire vivre des succès.
ISBN 2-922770-44-3 2002/112 p.

L'estime de soi, un passeport pour la vie
Germain Duclos
Pour développer des attitudes éducatives positives qui aideront l'enfant à acquérir une meilleure connaissance de sa valeur personnelle.
ISBN 2-921858-81-9 2000/128 p.

Et si on jouait?
Le jeu chez l'enfant de la naissance à 6 ans
Francine Ferland
Les différents aspects du jeu présentés aux parents et aux intervenants: information détaillée, nombreuses suggestions de matériel et d'activités.
ISBN 2-922770-36-2 2002/184 p.

Être parent, une affaire de cœur I

Danielle Laporte

Des textes pleins de sensibilité, qui invitent chaque parent à découvrir son enfant et à le soutenir dans son développement.

ISBN 2-921858-74-6 1999 / 144 p.

Être parent, une affaire de cœur II

Danielle Laporte

Une série de portraits saisissants : l'enfant timide, agressif, solitaire, fugueur, déprimé, etc.

ISBN 2-922770-05-2 2000 / 136 p.

Famille, qu'apportes-tu à l'enfant ?

Michel Lemay

Une réflexion approfondie sur les fonctions de chaque protagoniste de la famille, père, mère, enfant... et les différentes situations familiales.

ISBN 2-922770-11-7 2001 / 216 p.

La famille recomposée
Une famille composée sur un air différent

Marie-Christine Saint-Jacques et Claudine Parent

Comment vivre ce grand défi ? Le point de vue des adultes (parents, beaux-parents, conjoints) et des enfants impliqués dans cette nouvelle union.

ISBN 2-922770-33-8 2002 / 144 p.

Favoriser l'estime de soi des 0 - 6 ans

Danielle Laporte

Comment amener le tout-petit à se sentir en sécurité ? Comment l'aider à développer son identité ? Comment le guider pour qu'il connaisse des réussites ?

ISBN 2-922770-43-5 2002/ 112p.

Guide Info-Parents I
L'enfant en difficulté
Michèle Gagnon, Louise Jolin et Louis-Luc Lecompte

Un répertoire indispensable de ressources (livres, associations, sites Internet) pour la famille et les professionnels.

ISBN 2-921858-70-3 1999/168 p.

Guide Info-Parents II
Vivre en famille
Michèle Gagnon, Louise Jolin et Louis-Luc Lecompte

Des livres, des associations et des sites Internet concernant la vie de famille: traditionnelle, monoparentale ou recomposée, divorce, discipline, conflits frères-sœurs...

ISBN 2-922770-02-8 2000/184 p.

Guide Info-Parents III
Maternité et développement du bébé
Michèle Gagnon, Louise Jolin et Louis-Luc Lecompte

Des ressources fort utiles concernant la grossesse, l'accouchement, les soins à la mère et au bébé, le rôle du père, la fratrie…

ISBN 2-922770-22-2 2001/152 p.

Guider mon enfant dans sa vie scolaire
Germain Duclos

Des réponses aux questions les plus importantes et les plus fréquentes que les parents posent à propos de la vie scolaire de leur enfant.

ISBN 2-922770-21-4 2001/248 p.

J'ai mal à l'école
Troubles affectifs et difficultés scolaires
Marie-Claude Béliveau

Cet ouvrage illustre des problématiques scolaires liées à l'affectivité de l'enfant. Il propose aux parents des pistes pour aider leur enfant à mieux vivre l'école.

ISBN 2-922770-46-X 2002/168 p.

Les parents se séparent...
Pour mieux vivre la crise et aider son enfant

Richard Cloutier, Lorraine Filion et Harry Timmermans

Pour aider les parents en voie de rupture ou déjà séparés à garder espoir et mettre le cap sur la recherche de solutions.

ISBN 2-922770-12-5 2001 / 164 p.

La scoliose
Se préparer à la chirurgie

Julie Joncas et collaborateurs

Dans un style simple et clair, voici réunis tous les renseignements utiles sur la scoliose et les différentes étapes de la chirurgie correctrice.

ISBN 2-921858-85-1 2000 / 96 p.

Les troubles anxieux expliqués aux parents

Chantal Baron

Quelles sont les causes de ces maladies et que faire pour aider ceux qui en souffrent ? Comment les déceler et réagir le plus tôt possible ?

ISBN 2-922770-25-7 2001 / 88 p.

Les troubles d'apprentissage : comprendre et intervenir

Denise Destrempes-Marquez et Louise Lafleur

Un guide qui fournira aux parents des moyens concrets et réalistes pour mieux jouer leur rôle auprès de l'enfant ayant des difficultés d'apprentissage.

ISBN 2-921858-66-5 1999/128 p

Transcontinental

Imprimé au Canada par
Transcontinental Métrolitho